健康人文学

Health Humanities

原著者

Paul Crawford

Brian Brown

Charley Baker

Victoria Tischler

Brian Abrams

李若平　译

唐文佩　何琼尔　段志光　审

人民卫生出版社

First published in English under the title
Health Humanities
By Paul Crawford, Brian Brown, Charley Baker, Victoria Tischler and Brian Abrams

This edition has been translated and published under license from Springer Nature Limited.

图书在版编目（CIP）数据

健康人文学 /（英）保罗 · 克劳福德（Paul Crawford）著；李若平译 .—北京：人民卫生出版社，2019
ISBN 978-7-117-28778-4

Ⅰ. ①健… Ⅱ. ①保… ②李… Ⅲ. ①健康教育 Ⅳ. ①R193

中国版本图书馆 CIP 数据核字（2019）第 170222 号

人卫智网	**www.ipmph.com**	**医学教育、学术、考试、健康，购书智慧智能综合服务平台**
人卫官网	**www.pmph.com**	**人卫官方资讯发布平台**

图字号：01-2018-0680

健康人文学

主　　译：李若平
出版发行：人民卫生出版社（中继线 010-59780011）
地　　址：北京市朝阳区潘家园南里 19 号
邮　　编：100021
E - mail：pmph @ pmph.com
购书热线：010-59787592　010-59787584　010-65264830
印　　刷：三河市宏达印刷有限公司（胜利）
经　　销：新华书店
开　　本：850 × 1168　1/32　**印张：**7.5
字　　数：150 千字
版　　次：2019 年 9 月第 1 版　2019 年 9 月第 1 版第 1 次印刷
标准书号：ISBN 978-7-117-28778-4
定　　价：28.00 元
打击盗版举报电话：010-59787491　E-mail：WQ @ pmph.com
（凡属印装质量问题请与本社市场营销中心联系退换）

序一

借助艺术与人文来推动公共卫生事业的发展，就此而言，中国完全有条件带头采取行动。中国经济发达、经济增长迅猛，但人口众多，资源面临巨大挑战。国家不可能始终给每个人提供最佳卫生保健服务，这一点其他大国都曾经历过。卫生保健服务与干预是用来处理特定的健康问题，不能滥用，所以在资金利用方面，要在卫生保健服务与干预项目中筛选优先考虑对象。据此，公众需要为铺设自我未来健康之路出一份力，尤其是要推崇健康的生活方式，以此弥补法定卫生保健服务有限的缺陷。

人们自助或进行团体、社区共济，尤其是参与艺术与人文实践活动，通过众多非医疗性选择来改善健康。这样的创意实践活动能够加强社会联系，提供更为有利的环境来实现我称之为健康幸福之“共同康复”的目标。近十年来，我倡导健康人文领域发展，鼓励人们就此开展工作，时至今日，世界范围内众多健康人文中心正在崛起。艺术与人文有助于身心健康，无需等待医生开处方，这一理念正在广为传播。事实上，加入到艺术与人文的行列中来，人们就可以给自己开处方，改善健康。

我曾数次出访中国，亲眼目睹了多种多样的创意实践活动，公园内从街舞、瑜伽、敲锣打鼓到诗歌朗诵，中国艺术与人文之丰富令人惊讶！文学、历史、音乐、声乐、戏剧、哲学、建筑、雕刻、书法、绘画、陶瓷、纺织，还有各种装饰艺术丰富多彩，有目共睹，尤为重要的是，无论个体还是团体均参与其中来改善健康状况，提升幸福感。

越来越多令人信服的证据表明，人们若要充满活力、健康地生活，参与艺术与人文活动将大有裨益。无论是做音乐、欣赏音乐，还是创意写作，抑或独自阅读、集体阅读，艺术与人文提供的益处颇多。实际上，“健康人文”即将成为继医疗卫生服务之后又一大提高公众健康水平及幸福感的源泉。考虑到这一点，我很高兴《健康人文学》有了中译本。健康人文要成为公共卫生不可或缺的一部分，我希望中国在推进此项工作方面能发挥先锋作用。

保罗·克劳福德

于 2017 年 11 月

Preface to Chinese Translation of *Health Humanities*

China is well-placed to take a lead in advancing public health through the arts and humanities. Its large population presents a great challenge to resources despite a fast-growing and developed economy. As other major countries have experienced, it is impossible to create optimal healthcare services for everyone, all of the time. Healthcare services and interventions have to be rationed with certain health conditions achieving greater or lesser priority in terms of funding. In such a reality the public will need to contribute to their own healthy futures, especially in terms of adopting healthy lifestyles, to complement statutory healthcare services.

There are many non-medical options for people to help themselves or work together in groups and communities to achieve better health, especially through arts and humanities practices. Such creative practices promote social connectivity and the opportunity for what I call 'mutual recovery' of health and well-being. It is less than 10 years since I pioneered the development of the field of health humanities to inspire this kind of work yet already there are numerous health humanities research centres being set up around the world. The message is spreading that the arts and humanities can do you good, physically and mentally, and that you do not need to wait for a medical prescription. In fact, people can prescribe themselves better health by joining in with arts and humanities.

On my many visits to China, I have witnessed a great diversity of creative practices from street dancing and yoga to poetry readings and drumming in parks. The wealth of arts and humanities in China is astonishing. The riches of its literature, history, music, singing, theatre, philosophy, architecture, sculpture, calligraphy, painting, ceramics, textiles and various decorative arts are there for all to behold but also, importantly, to be involved with individually or in groups so as to improve health and wellbeing.

There is increasing and compelling evidence of the benefits of involvement in the arts and humanities in leading resilient, healthy lives. Whether this is making music or listening to music, writing creatively or reading alone or in groups, the benefits are there. Indeed, 'health humanities' looks set to become the second major resource for the health and wellbeing of the public after medical and health services. With that in mind, I am delighted that this book is now available in Mandarin. I hope that China can lead the way in advancing health humanities as an integral part of its public health programme.

Paul Crawford

November 2017

序二

“健康人文”(health humanities)是2010年英国诺丁汉大学保罗·克劳福德(P. Crawford)教授提出的一个新概念。他认为,20世纪中期兴起的“医学人文”(medical humanities)对医学教育和卫生保健事业做出了重要的贡献,不过,随着社会经济的发展、人类健康需求的提升,需要进一步从医疗卫生扩展到健康服务,突破临床医学的藩篱,从种族、性别、阶级、民族和国家等更宽广的视角,思考其对健康理念、健康行为及医疗保健制度的塑造。他指出“健康人文”的概念更具包容性,视域更宽阔,不仅从医生的视角,也将从普通公众的视角,自下而上地审视人们的健康与病痛问题。健康人文既关注临床医疗中的人文问题,同时也关注鳏寡孤独、残障人群、同性恋等群体的健康考量与需求。因此,这一视角可以修正与丰富人们的生死观、疾苦观、健康观、医疗观,也有助于人们更好地理解不同文化、不同宗教信仰下的人们在认识和处理健康与疾病时的差异。

克劳福德教授是诺丁汉大学健康科学学院下设的健康人文学和未来社会研究中心主任,是世界上首位“健康人文学”教授,现任英国艺术与人文研究委员会(Art and Humanities Research Council)资助的国际健康人文网络(IHHN)、“疯癫与文学网络”(MLN)以及互助康复创意实践(Creative Practice as Mutual Recovery)的首席研究员。他举办的国际健康人文学系列会议，汇聚了来自不同学科的多位学者开展健康人文的跨学科教育与研究。2013 年，他因促进语言学在医疗领域应用方面的卓越工作，当选为英国社会科学院院士。他也是英国皇家艺术学院院士。

《健康人文学》(*Health Humanities*, 2015) 是克劳福德教授团队出版的第一部关于健康人文的学术专著，与琼斯 (Therese Jones) 等编撰的《健康人文读本》(*Health Humanities Reader*, 2014) 相呼应，宣告了"健康人文"作为一个新兴研究领域的开启。《健康人文学》旨在鼓励创新性的跨学科探索，力图摆脱目前大学和医疗卫生领域内学科不断细化的倾向，特别强调在当今全球人文学科都处于生存危机之时，人文学者们必须改变形象，使自己适应以科学技术为主导的社会发展需要。健康人文对于理解与阐释生命的意义，推动社会可持续发展具有重要的理论与实践价值。

健康人文的概念提出以来，逐渐得到学界认同。英美多所大学设立了健康人文的研究机构。近年来，我国学者也开始探讨健康人文学科的建设与发展问题。段志光教授率领的研究团队在我国健康人文学科建设与发展方面做出了开拓性贡献：在两个大学创建了健康人文研究中心、出版了健康人文的系列著述、创建了健康人文官微、连续三年主办全国健康人文学术研讨会，并结合我国医药卫生事业改革，开展了多种形式的健康人文实践探索，有关研究与实践成果获得国家教育部教学成果奖励。"他山之石，可以攻玉"，段志光教授组织翻译的《健康人文学》一书为我们了解国际健康人文研究的前沿问题提供了一个很好的读本。

2016年国家颁布了《"健康中国"2030规划纲要》,2019年7月,中共中央、国务院部署"健康中国行动",进一步落实习近平总书记关于健康中国建设的重要指示精神,促进"以治病为中心"向"以人民健康为中心"转变。《"健康中国"2030规划纲要》和"健康中国行动",为我国健康人文的建设与发展创造了有利条件。我们有理由相信,在不久的未来,我国学者在学习、借鉴国外学者理论的基础上,结合我国在健康人文领域的理论与实践经验,提出新观点、创造新方法、取得新成果,为我国的医药卫生改革和健康事业发展提供更有价值的思想资源。

张大庆

国际科学史研究院通讯院士

北京大学博雅特聘教授

医学史中心主任

前沿交叉科学研究院科技史与科技哲学中心主任

2019年7月30日

序三

从2016年接触英国诺丁汉大学的克劳福德(P. Crawford)等著的《健康人文学》(*Health Humanities*,2015),到其中文版即将付梓,已近三年。回首往事,还是有些话要说。

一

2016年,对于我国的健康而言,的确是一个值得纪念的年份。在2015年10月26—29日党的十八届五中全会明确提出推进健康中国建设任务之后,2016年8月19日,中共中央、国务院召开全国卫生与健康大会,习近平总书记在会议讲话中强调没有全民健康就没有全面小康,提出要把人民健康放在优先发展的战略地位,加快推进健康中国建设。2016年10月,中共中央、国务院印发《"健康中国2030"规划纲要》,提出力争到2030年人人享有全方位、全生命周期的健康服务,人均预期寿命达到79岁,主要健康指标进入高收入国家行列,标志着"健康中国"建设的顶层设计基本完成,同时将推进"健康中国"建设提到前所未有的高度。2016年11月21—24日,以"可持续发展中的健康促进"为主题的第九届全球健康促进大会在上海召开,会议发表《2030可持续发展中的健康促进上海宣言》,提出70亿人健康事业的促进需要国际社会共谋出路,呼吁在所有可持续发展目标中促进健康，为全球健康治理规划新方案。

2016年，对于我国与医学和健康有关的人文教育而言，的确是一个值得记忆的年份。在一个新时代背景下，健康中国建设需要同步进行人文学科建设。在一种先进健康理念和人民对健康的迫切愿望面前，在一个非常有限的时间节点里，人民日益增长的健康需要和卫生与健康以及医学教育表现出的供给不平衡不充分的发展之间的矛盾非常突出，人文建设可谓挑战巨大，责任重大。因此，可以说，没有全民健康就没有全面小康，是我国医学教育面对的最大挑战。这其中当然包括医学院校人文教育面临的挑战。

2016年，对于我这个把医学人文教育作为研究方向之一的医学教育工作者而言，的确是一个值得回味的年份。这一年，在寻找应对医学人文遇到的突出问题和严重挑战的过程中，读到了克劳福德等著的《健康人文学》；明确提出了"大健康人文"[1][2]和"健康保障感"[3]两个概念；将已在山西医科大学实践多年的"医学院校大健康人文教育模式"[1]应约提炼发表在《中华医学教育》杂志(后被评为2017年中华医学会百篇优秀论文(当年唯一医学教育论文))；在中华医学会医学教育分会和中国高等教育学会医学教育专业委员会主办的2016年全国医学教育学术年会上首次大会报告了有关大健康人文的理论与实践情况(至今已在北京大学等高校和多个全国性学术会议上大会报告近50场)；我任总主编、共16册、260万字的《健康人文》[4]丛书第一辑开始实质性编写(2017—2018年出齐)；在《医学与哲学》杂志编委会四届一次会议上，我提出设立"健康人文"专栏和召开健康人文学术会议的建议获得积极响应,并即确定由我组织一组健康人文的稿子(后以"专论"形式在2017年第6期刊出),由我牵头筹备全国健康人文学术会议(后于2017年6月10日在山西医科大学召开首届全国健康人文学术研讨会议);我兼任主任的山西医科大学医学人文研究中心更名并成为全国首家健康人文研究中心。也是在这一年,我决定组织翻译出版克劳福德等著的《健康人文学》。

二

习近平主席在亚洲文明对话大会上指出:"文明因多样而交流,因交流而互鉴,因互鉴而发展。"中西文化交流源远流长。自从20世纪初西学东渐以来,我国一直以开阔的胸怀接纳、吸收和融入世界学术潮流。在这一过程中,翻译起到了至关重要的作用。

关于健康人文的兴起及其当代挑战,唐文佩教授和张大庆教授已有专文分析[5]。虽然自2010年克劳福德等提出新的学科概念——健康人文(health humanities)以来,健康人文的学科建构尚未完成,健康人文的理念和实践还面临着诸多挑战,但它作为医学人文未来的一个发展方向,逐渐得到了学界认同。英美多所大学设立了健康人文的研究机构,发表系列文章,出版学术专著,论述从医学人文转向健康人文的意义。

与医学人文相比,克劳福德等提出的健康人文主要完成了:①视角的转变,即不仅从医生的视角,也从普通公众的视角,自下而上地审视人们的健康和病痛问题。②视域的拓展,即从医疗到健康,从医生到其他边缘的专业医务人士,如医疗辅助人员、护士、护工、康复师。从一般患者到老年人、残障人士、同性恋、嬉皮士、吸毒者、妓女等弱势群体。③内涵的丰富,即不仅探讨临床医疗中疾病与病痛的人文价值,探讨不同时代的医患关系,还探讨护理人文、残障叙事、濒死体验、死亡意义、身体与文化认同、性与性别认同、阶级与健康公平、生命与衰老、宗教信仰与灵性教育等。但其内涵局限在“被医学人文边缘化”的除医生以外的医疗从业者、护士、护工和患者等,以及弱势群体。克劳福德等从人文角度观察医疗卫生的研究方法的融合;试图寻求一种包容性方法,以触及医疗卫生领域中的所有活动;共同承担探索医疗卫生领域中的若干问题,研究那些迄今为止仍没有受益于艺术与人文的人们,如医务辅助人员、医务后勤人员、日常看护及医疗服务用户本人。但最令人费解的是,他们将“艺术”纳入“人文”。在一般人的文化知识素养中,艺术本身就是人文的一个重要方面。

我国较早提出健康人文并进行教学实践的是汪文萍团队。她们将健康人文定义为“在健康服务领域对人的价值的认同,对人的生存意义和生存质量的关注”[6],强调健康服务行业的人性关怀等。由此可见,各国学者对健康人文的理解虽然都在医学人文的基础上有所扩展和强化,但又不尽相同,反映出健康人文的多元化及其理念、理论和实践面临的挑战。同时,“医学人文”与“健康人文”两个概念存在重叠和混淆,比如在亚健康领域。

因此,一个能够整合医学人文和健康人文的新概念的提出就成为必然。为了不因新概念过多而引起混淆,我们姑且将克劳福德等提出的健康人文称之为狭义的健康人文。我曾提出一个新的学科概念——大健康人文(广义的健康人文),即对人的健康境遇和生命过程优化中的影响因素,给予个体或群体全方位、全流程、全要素的健康促进和凸显人性的关怀。这里的“大”和“广义”,主指学科边界的扩展:①从“全人”的角度来看,它指健康的全要素,包括人的生活方式,健康危险因素的预警与控制,常见病的预防与治疗,大病及疑难疾病的防控与康复,生命两极的关怀与照顾等;包括人的生、老、病、死等整个生命历程。②从全社会的角度来看,健康不再是个体、群体、集体的事情,已经从个体、社区、城市,发展到国家建设规划层面,进而成为一种社会发展的形态。③从全球的角度来看,全球化的发展不可逆转地改变了健康的决定因素,催生了全球健康(global health)的诞生。

大健康人文,涵盖了医学人文和狭义的健康人文,是它们的拓展和未来,更富有包容性、开放性、实践性和时代性。换句话说,狭义的健康人文居于一个承前启后的特殊位置。因此,我觉得有必要将克劳福德等著的《健康人文学》翻译出版,以便我国更多的学者及时加入健康人文的学科建设和发展问题的探讨。

三

在译进来的过程中,也不时地做着译出去的梦。1919 年出现在美国的医学人文概念,到 20 世纪 80 年代末才在我国医学院校普及开来;2010年出现在英国的健康人文概念,两年后就出现在我国的高校。我们何时才能不再过多地介绍和阐释外来理论,不再亦步亦趋地跟随西方话语,而能依托高度的文化自信开辟一条本土化的学术道路,把我们的优秀思想和文化介绍出去,从而改变当前文化交流中存在的“西强我弱”的状态,在我们感慨西学东渐的同时,也让国外的同行们感慨“中学西传”的魅力。

在全球多元文化的语境下,健康中国建设必将遇到大量深刻复杂的现实问题,必将面对大量亟待回答的理论课题,也必将具有特殊之处和特色所在,这正是我国学术话语的原点,是我们构建具有中国特色、中国风格、中国气派的学术话语的基础,也是我们推进构建人类命运共同体学术研究的契机。在我国学术话语体系的建设过程中,提炼标识性概念就是其中一个很重要的方面。大健康人文是一个本土化概念,是一个中国特色概念,我们应该把它打造成“健康中国”和全球建设中的标识性概念;同时,也可作为我国参与国际卫生治理和增强全球健康话语权的有力抓手,借此提升我国医学人文社会科学的文化自信和理论自信。

段志光

教育部医学人文与全科医学教学指导委员会副主任委员

中华医学会医学教育分会常务委员、社会与医学人文学组组长

山西医科大学健康人文研究中心主任

山西中医药大学健康人文研究中心主任

2019年夏于太原

参考文献

[1] 段志光,解军,郑金平,等. 医学院校大健康人文教育模式的构建. 中华医学教育.2016,36(6):801-806.
[2] 段志光. 大健康人文:医学人文与健康人文的未来. 医学与哲学.2017,38(6):6-9.
[3] 段志光. 健康保障感是衡量人民群众获得感的重要标尺. 山西高等学校社会科学学报.2017,29(2):30-36.
[4] 段志光. 健康人文(丛书第一辑). 北京:人民卫生出版社,2017—2018.
[5] 唐文佩,张大庆. 健康人文的兴起及其当代挑战. 医学与哲学.2017,38(6):1-5.
[6] 汪文萍. 健康人文. 北京:高等教育出版社,2015.

前言

本书是健康人文学领域的重量级作品，内容涉及健康人文的方方面面，采用多学科理论与研究方法，从人类学、文化研究到文学、语言学，从表演艺术到视觉艺术，再到证据的采集，它们在健康教育、健康研究、健康服务等方面都发挥着重要的作用。在康复问题上，健康人文所关注的人群不仅仅包括患者，还有日常护理人员、卫生保健专业人员及相关从业者等诸多有健康需求的人，并提供了以日常护理人员为中心的解决方案。作为医学人文的渐进发展方向，健康人文视艺术与人文为核心要素，旨在改善公众健康状况，提升人们的幸福感，最终建设一个更加美好的文化社会。

本书翻译以忠实原文为首要原则，经过数次翻译和审校。先是段志光教授组织了一批在读博士研究生进行翻译，后因文字风格原因由我和山西医科大学外语系刘占芳老师共译，最后仍然由于文字风格原因由我主译。为了追求翻译的信、达、雅，请英国驻上海总领事馆的何琼儿博士、北京大学的唐文佩教授和段志光教授主审。北京大学博雅特聘教授、医学史中心主任、前沿交叉科学研究院科技史与科技哲学中心主任、国际科学史研究院通讯院士张大庆教授和段志光教授应邀为中文版写序。中华医学会心身医学会分会前任主任委员、上海中医药大学何裕民教授对于译、校、审质量等给予关心和支持。山西医科大学外语系副主任张志红教授的推荐,使我有了翻译本书的机会。中国工程院重大咨询研究项目《我国医药卫生人才培养战略研究》之课题四《我国公共卫生人才培养战略研究》给予出版经费的支持。山西医科大学健康人文研究中心始终如一地积极给予多方面帮助。在此,对前述提及的各位致以诚挚的谢意!

原著的五位作者写作风格迥异,各有千秋,在翻译的过程中,对于原著中出现的一些问题我们及时进行了沟通并在译文中略做修改。与此同时,第一作者保罗·克劳福德(Paul Crawford)教授也应邀给中文版写了序言,衷心感谢五位原著作者在我们合作中的贡献。另外,也要谢谢我在美国时认识的朋友布雷特·伯克哈特(Brett Burkhart)博士以及凯伦·史密斯·金(Karen Smith King)女士的指导。虽然译者尽力而为,但水平有限,疏漏之处在所难免,尚望专家和读者指正!

李若平

2019 年夏于太原

原著者致谢

我们衷心感谢艺术与人文研究委员会(AHRC)为健康人文连年提供资金支持。最初,两项基金(项目编号:AH/G00968611,AH/J00220811)帮助我们分别创办了疯癫与文学网(MLN)以及国际健康人文网(IHHN)。后来,利华休姆信托进一步赞助疯癫与文学网来研究战后英美文学疯癫重现。近来,艺术与人文研究委员会/英国研究委员会(RCUK)的大部分基金(项目编号:AH/K00336411)被用于建立一个全国联合会,将创意实践共同康复作为联合社区项目的一部分来研究。我们要感谢创意实践共同康复联合会的所有成员,正如第八章所述,是他们帮助人们对“共同康复”的认识日益加深。我们也要感谢诺丁汉大学心理卫生学院未来社会研究中心以及高级研究中心的所有成员和助理们。我们还要感谢马丁·斯托特(Martin Stott)、尼尔·鲁滨逊(Neil Robinson)、尼克·帕尔默(Nick Palmer),健康人文能得到政策支持离不开他们坚持不懈的努力。最后,我们想要感谢全球同胞——人数众多,不再一一赘述——他们加入了健康人文俱乐部,引导并激励创新发展,令人振奋!

原著者简介

保罗·克劳福德(Paul Crawford),全球首位健康人文学教授,世界范围内健康人文领域发展的领军人才。负责下列项目:由英国艺术与人文研究委员会(AHRC)资金支持的国际健康人文网(IHHN)、疯癫与文学网(MLN)以及创意实践共同康复项目。主持过几届国际健康人文会议,把大量跨学科领域的学者们聚集到一起。现领导英国诺丁汉健康人文中心以及诺丁汉大学心理卫生学院/健康科学学院未来社会研究中心的工作。2013 年,因将应用语言学运用到卫生保健领域而获得颇具声望的社会科学院院士称号,同时也是皇家艺术协会会员。

布莱恩·布朗(Brian Brown),英国得蒙福特大学健康传播学教授,核心研究跨越卫生保健、哲学、教育、灵性研究等不同领域,聚焦于解释人类经验,探索在社会科学理论发展方面,人们如何理解经验,以便改进实践。尤其涉及福柯与布尔迪厄社会学的治理术(governmentality)与习性(habitus)两个概念,以及日常经验分析如何推动发展新理论。

查莉·贝克(Charley Baker),诺丁汉大学健康科学学院心理健康讲师,教授心理健康护理学士学位班与护理硕士预科班。作为主要作者,与人合著《1945 年之后英美小说中的疯癫》(Palgrave,2010),并与人共同创建了国际健康人文网以及疯癫与文学网。获得文学学士与硕士学位后,现正在伦敦大学皇家霍洛威学院撰写有关精神失常与后现代主义方面的博士论文。《精神与心理健康护理杂志》的助理编辑,参与《医学人文杂志》编委会工作。

维多利亚·蒂施勒(Victoria Tischler),伦敦艺术大学与伦敦时装学院心理学高级讲师,其研究领域涉及新方法在心理健康照护中的应用。教授服装心理学,也是一名策展人,策划了几次展览,目光聚焦于精神病院里的艺术对医疗史产生的意义。

布莱恩·艾布拉姆斯(Brian Abrams),美国新泽西州蒙特克莱尔州立大学音乐学院副教授、音乐疗法协调员、分析音乐疗法治疗师以及音乐与意象协会会员。从 1995 年起就开始从事音乐疗法工作,有许多临床经验。研究领域包括癌症护理中的音乐疗法、音乐心理治疗、人文主义音乐疗法以及健康人文跨学科研究。致力于几个医学音乐治疗项目的创建,参与众多杂志编委会工作,是美国音乐治疗协会主席(AMTA)。

目录

图片与表格目录

图　片

表　格

1. 健康人文学

人文与卫生保健、健康幸福(well-being)之间的关系如何，人们希望就此展开新一轮的讨论，这一需求可谓与日俱增。医学人文近年来发展迅猛，然而还存在一些亟待解决的问题：如何满足其他行业日益高涨的参与诉求；如何容纳卫生保健领域内的新生力量和公众；以及鉴于艺术与人文的知识和实践可以影响并改善卫生保健现状、提高大众健康水平、提升公众幸福感，如何扩展它们的"应用性"。现在，解决这些问题恰逢其时。卫生保健领域中有一群重要人员：全体辅助人员、日常护理人员与患者，迄今为止，他们大多被医学人文研究所忽视。此外，随着各门学科都逐渐开始重视艺术与人文的价值，新方法的发展及其包容性也为健康领域带来了新机遇，我们应关注这一拓展和由此展开的讨论，也要为新发展开启新的论坛，这些工作都至关重要。

所谓的医学人文学最早出现于英语国家，而且在这些国家中已经取得了相当大的进展。然而，目前健康人文学将艺术纳入"人文"后，正蓬勃生长为一个更具包容性、更加国际化的领域，因为不同国家、其他学科都在发展各自独具特色的理论和实践。健康人文的发展主要表现为以下几方面：呼吁设立健康人文专项研究基金；创建健康人文研究中心；开发健康人文研究网络；把现有的医学人文中心的称呼或工作项目改得更具包容性，与健康人文理念相契合。例如，我们听到人们越来越多地谈及“医学与健康人文学”,甚或“医学健康人文学”。然而,并非所有人都认同卫生保健这一医学视域(medical visions),或者在新术语中把医学视域置于首要地位或赋予其特权。况且,除医学外,还有多项相辅相成的领域对提高大众健康水平及幸福感起到了促进作用。换句话说,医学人文学并非唯一贡献者。在英国、美国与加拿大,人们日益关注健康人文学,医学人文学从而产生新拐点,出现了诸如贝茨等人(Bates et al.,2014)提到的“医学人文学有鉴于此,我们要”。基于此,值得我们出版一本新书,让人们了解各种不同的卫生保健活动及它们与人文学科之间的崭新关联。更确切地说,包容性更强的健康人文学的崛起标志着医学人文学的渐进发展方向。

以下是健康人文学的发展目标:

- 运用融入艺术与人文后的新教学法,对所有涉及卫生保健领域,从事改善大众健康状况,提升公众幸福感工作的专业人员进行教育。
- 融入艺术与人文后,大众在改善健康状况、提升幸福感方面的受益红利要惠及日常或自愿看护/护理人员及自我护理民众。
- 重视并维持现有的艺术与人文在医疗方面的应用,造福国家健康、社会幸福。
- 条件成熟时,将艺术与人文参与治疗干预大众化,而不仅仅只有专业人员参与。
- 增加分享艺术与人文所拥有的能力与资源,捍卫专业卫生人员、日常护理人员与患者在提升卫生保健服务环境的过程中，就此方面达成的共识。

显而易见，人文学者与人文领域从业人员对与卫生保健相关的人文学兴趣日渐浓厚，尤其是对医学人文学，医学人文学已被描述成公认的“成熟学科”（Ahlzen，2007）。诚然，医学人文学颇具影响力，它是对英语国家以及许多后殖民地国家所追求的传统纯科学课程的补充，人们就此已达成共识。20 世纪 90 年代，大西洋两岸的教育家及专业人士重新评估医学教育，从而促进了该领域的转变（Christakis，1995；Enarson and Burg，1992；General Medical Council，1993；Schwarz and Wojtczak，2002），同时也引发了大量对医学院校课程内容的质疑，人们就教育家们要在未来健康专业人员身上所要培养的素质进行重新评价。这反而也为课程开发带来了机遇，卫生保健专业开始考虑各专业课程应涵盖人文学。通常情况下，医学人文学会涉及伦理或“道德姿态”（Olthuis and Dekkers，2003），或者让学生面临学科中的一些难解之谜，从而让他们意识到哲学问题（Brawer，2006）。近来，医学人文学也涵盖了文学（Dysart-Gale，2008），用以扩展临床共情（Garden，2009），处理令人不胜其烦的临床生活（Gordon，2008），发展社区健康教育，并致力于跨学科研究（Donohoe and Danielson，2004）。此外，我们也看到，人们侧重于把医学与人文学视为阐释性学科（Gillis，2008），或者认为卫生保健实践是一种类似于音乐家的表演（Woolliscroft and Phillips，2003）。我们旨在对医学这门学科重新划界，它应该是跨学科的，同时可通过人文教育来规范医学学科，因为“艺术与人文研究方法能够极大地促进对疾病、残疾、痛苦、关照等问题的理解性探究”(Bolton,2008,第131页)。对“人文”本身的理解就暗含着个体或人际交往之间对于何为“人性”的共识。讲授医学人文学号称的优势包括:提升以患者为中心的医疗照护服务水平,对抗职业倦怠,“使医生迎接生物医学无法‘涵盖’的道德挑战”(Gordon,2005;Petersen et al.,2008,第2页)。然而,这些所谓的种种优势因其无所不包而令人困惑。因此,有人指出,医学人文学到底涵盖什么内容,学科目标又是什么,就这些问题众人缺乏共识(Petersen et al.,2008)。

尽管医学占有明显的优势,但是正如本书所提,医学对艺术与人文在健康领域中的应用并不拥有专属权。我们计划概述其他学科是如何将艺术与人文融合进去,或者如何力图将艺术与人文同从业者的教育、实践、职业发展以及更广泛的学科发展联系起来。说到此,医学人文这个概念并不宽泛,无法涵盖我们目前所从事的工作,特别是全球范围内大量的表达性疗法实践工作需要也值得健康人文的参与。现在,卫生保健从业人员与研究人员都在积极寻求一些领域,既可以培养思想,又可以将思想置于成熟的理论之上,同时还能充分引起无论是实践中,还是教授未来健康专业人员的医学人文学者的关注。

在本章,我们计划简要介绍人文与艺术在卫生保健学科中的发展状况,虽然无法做到面面俱到,但是不同学科如何整合人文学科,人文学者又如何把卫生保健学科纳入他们的视野,这些方面我们应该能向读者展示出来。

把卫生保健学科与人文学科联系起来的关键因素之一是意义理解。各种医疗背景下,意义在理解个体生活世界

(Kvale,1996)、斯泰特勒(Stetler,2010)所指的个体现实与社会现实、行动与行为模式方面发挥着重要作用。思考意义是人文研究与卫生保健服务的核心,因为人们把他们特有的价值观与行事目的都归因于各种人生经历、行为举止、人际关系等。当人们了解并理解自己的行为、感受与想法时,做的事遂变得有意义,这常常是通过人们讲述发生在自我身上或周围世界的故事时才实现。对意义的理解过程就是一个连续的解释过程,并受个体先前的知识、经历、感情、信仰与态度的影响。斯泰特勒(Stetler,2010)认为,此过程形成了个体当前的现实感。

我们在解释人类经验时往往最先想到的是人文学科,因为人文学科最突出的贡献可能就体现在意义理解上。当我们区别"意义"与"信息"时,或许很容易体会到这一点。人类几乎无法像计算机那样直接处理信息或数据,杰罗姆·布鲁纳(Jerome Bruner,1990)也曾强调过,他倡导以文化和行动为导向来研究思维与经验,颇具影响力。布鲁纳相信,与其认为人类是"最佳数据处理设备",倒不如说人在与其周围世界的动态交互过程中持续不断地寻求意义,并对周围环境、他人与自身进行解释。斯泰特勒(Stetler,2010)认为,意义因此可以被理解为一个动态式、情境式、对话式的概念。

在互动与对话中产生的意义牢牢根植于人文领域。根德林(Gendlin)认为,"意义在交流经验的过程中产生,具有象征性"(Gendlin,1997,第8页)。这个象征化过程往往通过口语,也可以通过其他活动形成,例如运动、美术、雕塑、表演、思维或写作。此外,所有这些活动都是通过身体完成或实现,这也就清楚地表明卫生保健学科是制造意义的学科——因其对身体的关注。对于梅洛-庞蒂(Merleau-Ponty,1962)而言,我们正是通过活的身体才寓居于世。伊莱恩·斯凯瑞(Elaine Scarry,1985)经过进一步研究后认为,身体的承受力是文化与社会建构的基础。她说,我们的痛苦是主体经历中最难以克服,同时也最难以言传的。例如,大多数小说几乎不会详细描述痛苦,而痛苦与人类文化如影随形。

因此,意义常被实体化,但它也离不开情境。布鲁纳(Bruner,1990)认为,意义总是形成于情境化的行动中。从这点来看,意义是对参与和行动的反思性回应;换句话说,意义就是行动。吉登斯(Giddens,1991,第284页)认为,我们在人文学科遇到了“已然富含意义的现象,意义‘含有’的条件是要知道,哪些是行动者已知的,哪些是行动者须知的,这样才能使日常社会生活活动得以延续”。布鲁纳把意义建构看做是创造人类文化的基石,而人文学科的正确做法就是促使人们洞察文化参与者是如何理解意义。意义融合了过去、现在与将来,它既可以在个体过去经验的基础上产生,引发个体对现状的审视,也可以在把可能的或预计的未来融入到当下的行动中产生。意义建构过程中的多重意义源于对经验的感知,受社会协商与叙事的影响(Polkinghorne,1998),社会协商与叙事来自于同时也记录社会活动参与者对生活实践的想法、感觉及反思。从某种重要意义来说,意义建构具有文化性或集体性,源于作为社会人的人与人之间的社交活动以及共创活动。艺术与人文在卫生保健领域中所起的重要作用之一是,当我们理解健康与疾病时,它能极大地拓展社会协商、言语或视觉叙事的范围。正是通过艺术与人文，我们才能跨越广阔的历史、多样的文化，接触到众多他者创造的意义、讲述的故事、做出的决定以及参与的行动。艺术与人文可以把我们从某一学科或社会情境范围内有时乏味的地方观念或远见缺乏中解放出来。涉及卫生保健的故事、小说与诗歌能从作者的角度展示各种社会问题与健康问题(Calman，2005)。同样道理，音乐、美术、戏剧以及其他大量的创意性表达方式与技巧都可以讲述有关健康与疾病的经验与看法。卡伦(Charon，2006a，第 191 页)指出，在医学人文领域，医生长期以来一直借助于文学文本与文学思维走进患者的主观世界，从患者角度观察他们的体验，重视隐喻性与直白性语言的交流力量，并被所听到的患者的故事所感动。

无论我们是患者、护理人员还是健康专业人员，故事都可以提升、释放我们的经验。萨宾(Sarbin，1997，第 67 页)曾经在他的文章《身份诗学》(*The Poetics of Identity*)中强调过，“想象影响身份的建构……由所读或所听激发的想象能够为人们的自我叙事提供情节框架”。狄克曼等人(Diekman et al.，2000，第 180 页)提到，“小说的叙事形式以及小说能把读者引入到一个精彩纷呈的虚构世界的能力，都是小说本身强有力的说服工具”。的确，早期研究表明，人们越受阅读“感染”就越容易被它说服(Green and Brock，1996)。即使是虚构故事也会在读者阅读的过程中对他们产生某些观念或期望发挥重要作用，这意味着，阅读小说可能会成为一个改变健康实践与健康行为的具有影响力的机制。当然，我们需要意识到，并非所有的故事讲述都是通过阅读或倾听的方式，例如，数字化或其他方式的故事讲述可通过一个个连续着或移动着的图像来完成。

因此,对于健康人文而言,意义理解举足轻重。文学与艺术能够对人类的病痛与疾病的治愈产生积极影响,非常独特,而特定卫生专业却做不到这一点。事实上,这就是意义找寻,融入到患者的经历中,就某种疾病把各种迥然不同的观点连到一起。斯泰特勒(Stetler,2010)认为,意义有社会性与叙事性两个维度。通过整合大量的故事,意义不断向前发展,它不完全基于参与者的经历,还可以在个体对他人或他人的故事进行回应的共创过程中逐步形成。从某种重要意义上来说,卫生保健中的意义产生就是一个共建过程,正如斯沃森(Swanson,1992)所言,人们协同工作创造了意义。从这点来看,意义这个概念是经验、前期反思同话语、叙事相融合的产物。

人们总会对包括卫生保健在内的社会世界进行有意义的预先阐释,意义是社会现象的重要组成部分(Schutz,1962)。不少重要的思想家,从马克思·韦伯(Max Weber)到阿尔弗雷德·舒茨(Alfred Schutz)都很关心人类境况,对他们而言,正是意义把因果间盖然性关系同纯粹解释性理解区别开来(Eberele,2010)。无论是在卫生保健学科领域,还是社科领域,情况均如此。随着人们对与疾病相关的生存、精神、宗教等问题关注度的升温,意义在现代语上,就成了今日医学研究中的主要“热门话题”之一(La Cour and Hvidt,2010)。

我们的所作所为,如何运用语言、图像与其他媒介,如何利用技艺,如何行事于世界,上述这些都与意义密切相关。

维特根斯坦有一句名言，“意义即用法”(对意义的理解是从用法中把握，译者注)，对某事物的意义理解关乎能否继续我们的行动方向— “现在我知道该如何继续了”(Wittgenstein，1953)。因此，与卫生保健活动类似，意义往往与共事相关。在行事的过程中，我们总是或隐或显地忙于利用各种工具，从仪器本身到独特的思维谈话方式，工具与技术的使用处处可见。人类发明的各种工具与构成人类发展的社会性、具象性、关系性体系之间有着千丝万缕的关系。维果茨基(Vygotsky，1978)认为，人们用以理解和代表经验世界的中介符号及手工制品为人类经验、社会生活与文化创造了生产基础。在个体意识中，接触这些符号与手工制品并理解它们的意义能导致人际间群体心理结构与交往过程的产生(Toulmin，1978)。维果茨基还认为，我们制造与使用的工具在具有象征意义的活动中起到了中介作用，改变了人类的思维方式。通过制造工具，人类建立了意识的物质基础，改变了环境，重建了人们行动与学习的功能性系统(Vygotsky，1978；Wartofsky，1983)。这样，人类跨越个体与集体、物质与符号层面，确定思想与行动的发展轨迹，并引起广泛共鸣。

健康人文思想源于一种假定：我们正是通过艺术与人文才能够全面掌握卫生保健领域中各种事件与经历的意义，而且也正是凭借艺术与人文，我们才能够逐渐理解技术、工具、技艺以及与健康相关的思维方式施加给我们的各种影响。套用克列孟梭(Clemenceau)评论战争的言论，有人可能会说，健康太重要了，不可以完全交给医生。无论是文学、科学，还是雨后春笋般兴起的健康教育咨询或健康教育自助，艺术与人文是思考人类境况、对文本和图像进行批判性思考时的经验财富—帮助我们思考如何概念化建构人类,我们如何相信各种行动方向,健康科学如何适应历史或政治语境,等等。思考卫生保健领域采用的概念化构想、假设与认识论并非是为了摆脱它们,恰恰相反,正如朱蒂斯·巴特勒(Judith Butler,1993,第30页)所言,是要把它们从"形而上学的牢笼中解放出来,以理解形而上学服务于何种政治利益"。换句话说,我们有权质疑卫生保健知识表面上的必然性和认识论上的垄断。巴特勒接着说:"对身体物质性提出质疑,可能一开始会导致认识论必然性的丧失,但是必然性的丧失有别于政治上的虚无主义……物质的不确定性可以被理解为是为身体之重研究开启了各种新的可能性、创造了新的研究方式。"

从巴特勒的角度来看,身体在整个卫生保健学科中发挥着重要作用。我们注意到,在许多实践领域内人们运用各种理念、技艺以及其他看法去理解正在发生的事情。在护理教育中,艺术与人文长久以来占有一席之地(Dellasega et al.,2007),许多该学科研究者与教育家认定,把艺术与人文融入护理学可以很好地引导学生去欣赏人类经验的丰富性与复杂性。另外,人们一直以来反思性地运用艺术与人文,以便理解护理到底是什么。弗罗伦斯·南丁格尔(Florence Nightingale)有一段话被广泛地反复引用,它建立了艺术与护理之间的亲密关系:

护理是一门艺术:倘若将它视为艺术,就需要全身心付出与精心准备,如同画家或雕刻家创作艺术品那样;面对没有生命的帆布或大理石，什么是必须做的；面对活生生的身体—这圣灵的殿堂，什么又是必须做的。这是一门精美的艺术，我差点儿说这是最精美的艺术……没有什么业余艺术，也没有什么业余护理。(McDonald，2004，第 291~292 页)

人们越来越多地在护理课程中融入对人类境况复杂性的全面认知教育(Davis，2003)。有鉴于此，费雷尔等人(Ferrell，2010，第 941 页)认为，护理既是科学实践，本质上来说也是艺术性工作。因此，无论是上正规学术课程的护士，还是参加继续教育的护士，通过融入艺术与人文可以加强教育。费雷尔等人承认，人文与艺术对护士而言至关重要，可使护士谨记疾病是“一种意义深远的人生体验”(第 942 页)，希望通过把艺术融入教育、实践与专业化发展中，让护士获得全新的认识，让他们能够投入情感，自我反思，聆听与欣赏故事，洞悉时常被压抑的思想与经历。在护理教学中，同样有可能通过分析学科历史来阐明当今护理实践与政策。例如，里夫等人(Reeves et al.，2010)展示了护理等学科的组织管理源头如何追溯到 16 世纪的同业行会，其发展影响至今，领域知识表明，共同协作中存在的学科特有的分级制度及学科困境可上溯到卫生保健领域中不同专业类似协会的组织结构。

探究式教学法或以问题为导向的教学法(PBL)，加上人们也希望能够促进护士反思护理实践工作，这些都促使在护理学习中融入艺术与人文，因为诗歌与小说不仅有助于护士反思其护理工作，也有助于人们反思教学过程本身(McKie et al.，2008，第 163 页)。有人呼吁，护理教育需要超越循证临床护理实践，将其扩大到包括信息素质、人文学科、伦理学与社会科学等内容（Jutel，2008）。尤其在心理健康方面，艺术被当作转移性治疗干预措施与活动—有人认为，“艺术以独特的方式展示人类经验”（Biley and Galvin，2007，第806页），能促进人们对彼此经历的相互理解。

将艺术与人文融入教育的呼声不断出现的同时，批判性声音也开始增加。例如，华莱士（Wallace，2008）提到，欣赏亨利克·易卜生（Henrik Ibsen）的剧本《人民公敌》（*Enemy of the People*）有助于我们批判性地理解卫生保健管理工作。我们涉身其中的政策与制度对人类产生了什么影响，艺术与人文有助于对此进行批判性思考。有人臆断，人文只在一个狭小的技术层面“提升”医疗行为，或者只赋予医学专业人员“叙事能力”，而该能力若不借助人文这一工具则可能无法获取，但是毕晓普（Bishop，2008）对此提出质疑，他认为，恰恰相反，人文实质上有助于我们挑战狭隘的工具观。毕晓普（Bishop，2008，第21页）反问，医学人文主义有可能让人们之间建立亲密关系并互相关怀，那么这也意味着对他人的控制吗？从哲学角度理解卫生保健领域当下发生之事，使人们有机会写出颇有见地的评论或者发起构思新奇的辩论来探讨健康与卫生保健的意义，而不是回答那个司空见惯的问题“什么办法可行”。

有信息表明，其他学科也依赖于艺术与人文发挥作用。早期迹象证实，在作业疗法中，文学作品可用来开展反思性讨论（Murray et al.，2000）。将创意艺术运用到作业疗法由来已久（Thompson and Blair，1998），证据显示这一点得到了患者的认可，特别是当患者能自行决定参与治疗的目的与条件时(Lim et al.,2007)。尤其是在心理健康方面，澳大拉西亚地区的人们一直重视艺术与创造力在作业疗法中的效用(Schmid, 2004)。例如，参与施密特(Schmid)调查的作业疗法师描述利用创意活动可以让他们与患者共同审视一些问题，诸如，人的希望与内在力量、适应力与改变力、培养患者的创造力，等等。

与此同时，人们对物理疗法中的创意性训练方法如舞蹈、戏剧等兴趣日渐浓厚(Christie et al.,2006)。与特定医疗操作和训练一样，越来越多的人赞成在治疗中借助患者的生活故事与叙事来理解他们的经验。例如，桑迪等人(Soundy et al.,2010)展示了一例在运动损伤的康复过程中如何利用多种叙事模式，把有关损伤与康复过程的讲述看做寻求疾病意义的叙事、重获健康的叙事或者陷入混乱绝望中的叙事。能领悟更广阔的生活背景的重要性不言而喻，这种领悟力可以在学生习得过程中，通过故事、生活叙事、情节片段得以提升。

作为训练方法，艺术与创意性疗法凭借自身优势已进军多个领域，例如癌症护理(Carlson and Bultz,2008;Puig et al., 2006)、包括司法心理卫生护理(Smeijsters and Gorry,2006)在内的精神卫生护理(Perry et al.,2008)、痴呆症护理(Mitchell et al.,2006)与儿童社保工作(Lefevre,2004)。在称之为“表达性疗法”(Malchiodi,2006)中开展着生动活泼、别开生面的实践活动，如舞蹈治疗(Goodill,2005;Payne,2004)、诗歌治疗(Kempler,2003;Mazza,2003)、绘画治疗(Edwards,2004)、艺术小组活动(Argyle and Bolton,2004;Liebmann,2004)、心理剧

(Fonseca,2004)与戏剧治疗(Weber and Haen,2005)等。所列虽不详尽,但也足以表明在一系列领域中,将艺术与人文引入治疗所涉及的广度及其本质。

尽管融入了艺术与人文的实践活动已达到一定的水平,但仍有些领域相对来说尚未得到开发利用。日常护理人员在护理过程中发挥的作用,文献研究只字未提。我们看到从医生到戏剧治疗师,治疗行业已相当稳固,但是为卫生保健做出贡献的辅助人员与后勤人员却备受冷遇。医院里的餐饮保洁人员会同患者打交道,提高患者的住院质量,而他们的经历对于人文研究而言仍属未知。同样,医务辅助人员、救护车工作人员、慈善组织或志愿组织成员虽然也做出了巨大贡献,但在既有的医学人文文献中甚少提及。更为关键的是,患者或医疗服务用户作为卫生保健变革的推动者或作为在自我康复过程中起关键作用的自助者,也很少成为关注的焦点。

简要总结一下目前形势,人们正在医学人文方面开展大量的工作,卫生保健学科也在改进相关研究方法,而在互动活动方面我们仍有许多工作要做,从而将卫生保健从业人员与患者利益最大化。同样,在一些学术研究相对较少的卫生保健领域,艺术与人文蓄势待发,比如对护工护理经验开展分析,对早已研究过但研究路径相对狭窄的医患角色进行再探究,等等。

我们把艺术纳入"人文",冒险涉足该领域,将之称为健康人文学,因为我们有必要加强研究者、卫生保健从业人员及公众之间的讨论,推动教育创新,以便在卫生保健与社保众多领域的教育、培训、实践方面培养艺术与人文意识。本书概述的新课题—健康人文学—立足于几个目标。我们力图寻求一种包容性方法，以触及卫生保健领域中的所有活动。健康人文领域内，我们想在对护工与患者的培训、治疗、支持中鼓励围绕创新实践活动开展学术研究。我们要共同承担探索卫生保健领域中的若干问题，研究那些迄今为止仍没有受益于艺术与人文的医疗相关人员，例如医务辅助与后勤工作人员、日常护理人员及医疗服务用户本人。批评与批判理论的全面发展是更具包容性的健康人文学得以成长的基石，可以让人们对现行卫生保健实践、基础性假设以及健康人文学本身提出质疑。

为卫生保健领域人文研究做出贡献的人们之间在不同学科、学科实践与学科焦点上辩论激烈、假设性意见冲突，但是他们却有着一种共同体感，随着时间的推移，不仅该领域，而且广阔的学术界及卫生保健从业者均会从中受益。健康人文这个新领域旨在填补领域开路先锋医学人文日渐产生的巨大空白。我们试图跨越不同的卫生保健研究领域，在学科规范方面做了大量的工作，健康人文学的理论与实践将研究人文与艺术同实现人的健康幸福结合起来，依托这些理论与实践，新领域健康人文学可以为创新型学术研究提供平台。这个把艺术、人文、卫生保健活动涵盖在内，更具包容性的领域不仅有医学，还有护理、作业疗法、牙科学、物理疗法，以及早已融入了医学与人文因素的舞蹈治疗、戏剧治疗、诗歌治疗、阅读治疗及作家在治疗中通过故事讲述获取的先前经验等（Crawford et al.，2004）。

我们将所选领域称之为健康人文的另一个原因是，大部分的卫生保健实践具有非医学性。尽管人们常去看病或在诊所咨询医生，但是与医生共处时间相对来说很短暂。其他卫生保健从业者、专业人员、志愿部门工作者则可能会承担照顾责任。在医院与居家护理中，患者更多的时间是与治疗助理、餐饮保洁员、日常家庭护理人员一起度过，而非医生。在诸如学校、监狱、幼儿托管中心等机构，角色正在发生变化，大众期待消费后，卫生保健从业者在提供身心健康方面的服务时更具责任心。补充性与替代性卫生保健服务越来越受欢迎，不过可能存在一些我们迄今为止尚未开发的途径，通过这些途径，艺术与人文有助于将补充性与替代性疗法置于理论背景下指导实践。

我们建议以更开阔的视野看待艺术与人文，这包括文学与批评理论、人类学、语言学，还有和我们讨论的议题相关的其他社会科学。一些杂志如《艺术与健康》(*Arts and Health*)宣称，他们在探索卫生保健环境下艺术在实践、设计与教育方面发挥的作用，我们同样也鼓励发展理论，拓展概念，并增加新颖的理解方式。将批评理论纳入我们的研究范围，是为了在方法、理论、制度、实践层面上鼓励批判。传统的人文学科常用分析法、批判法或推断法来研究人类境况。语言研究、文学研究、历史学、神学、视觉研究、表演与多媒体艺术，还有区域研究、媒体与文化研究，以及为人文增砖添瓦的其他社会科学研究，它们共同形成一片沃土，卫生保健领域中的学者与从业人员可以从中汲取灵感。此外，在人文科学与自然科学交叉处，新发展层出不穷，人们还使用了术语“后人类”。

它强调人是如何通过技术自我补充或自我超越,卫生保健技术给后人类的发展带来了大量的机遇,用以克服人类的弱点与局限性。

就健康幸福而言,我们身处科技时代,科技的优势加上艺术与人文可能会让我们过上更加富足的社会生活。参与社区活动与创意性娱乐节目能促进成人与儿童的人际关系、增强自尊心、改善总体健康状况、减轻压力与焦虑(Forsyth and Jarvis,2002;Murphy and Carbone,2008;Street et al.,2007;Vandell et al.,2005)。创作和表演艺术活动能为诸如物理理疗师等未来卫生保健从业人员的培训(Becker and Dusing,2010)、公共卫生与治疗(MacDougall and Yoder,1998)、医学培训(Brodzinski,2010)等做出宝贵的贡献。所有这些艺术与人文活动都已试图在课程设置中安排了更有实践性与实验性的学习,也试图向传统课堂学习证明新生代健康与社会护理人员参与这些活动的可行性。

表演作为研究方法与传播方式,也已进入研究领域。卡雷斯与道格拉斯(Carless and Douglas,2010)曾经研究过英格兰西南部老年妇女的人生经历,他们首创将研究调查结果融入表演,进行传播。两人尝试向包括从事物理治疗与作业疗法的学生在内的观众展示他们的研究成果,对研究过程中收集的老年妇女的各种人生经历进行表演,同时表演也受这些经历的启发,例如她们年轻时游览康沃尔的经历、几个被调查者描述的跳舞经历、骑自行车经历,一个被调查者把骑车描述成让她感觉像是“亚瑟王的骑士出发去冒险”。被调查者们既远离了弱不禁风,又摆脱了体育运动,她们常说自己

乐在其中,重视体验带来的独立性。表演是学位课程中的一门课,学生们看后百感交集。一名学生说:

一开始我想笑,因为我以前从未见过,但是之后,我完全被吸引了,我很激动,真的特别喜欢这些故事的表达方式,也喜欢音乐。这是种全新的体验,它吸引了各种各样的人。我觉得用这种方式更容易接近你指的那些人。当然,这种方式之所以更好一些,是因为你能触及观众的灵魂。关于舞蹈的那首歌真的打动了我,事实上,所有的歌都打动了我,但尤其是这首。因为,知道吗,它可以让你运用想象力引出画面。它能打动我,还因为这让我想起我爷爷,他从不跳舞但喜欢打猎,几年前走不动了,就不再打猎了。这对于他来说好像什么都结束了。他离世了,但他做梦都想最后再打一次猎。(Carless and Douglas,2010,第 376~377 页)

我们在书中关注的众多问题得到了培育未来医疗人员的教育界的普遍认可。健康人文学已被医学人文学欣然接受,也受到英国、美国、加拿大、澳大拉西亚等国家和地区越来越多的医学院校的欢迎。例如,英国高校招生服务中心对健康人文学的受众规模进行评估,列出了可以提供医学学位的 31 家、提供护理学位的 53 家医学院校。在包括美国和加拿大在内的北美大陆共有将近 150 所医学院校,通常情况下,超过 10 万名学生可以同时接受健康人文教育。美国医学院协会(The American Association of Medical Colleges,2008)报道,2008 年在其认可的项目中有超过 18 000 名新生注册。在美国护理领域有超过 1 200 个具有大学水平的达标项目,护理界自称有290万注册护士，其中近40万人有博士或硕士学位(US Department of Health and Human Services,2008)。尽管健康人文学在护理领域并未像在医学领域那样得到关注，但依然有大量护理专业学生在接受包括学科哲学、各种研究方法、科学史与科学哲学等在内的专业深造，众多人数显示人们对教学资源的庞大需求在不断增长。美国政府正考虑增加护士培训名额，扩大护士研究生教育，以解决美国目前护理人员短缺的问题，这也是健康人文学发展的大好时机。

由此，我们了解了一些卫生保健人力资源的规模，尤其是美国的，也知晓了人文教育在卫生保健人员中得以发展的可能需求。在美国，相当多的学术机构从事医学与护理领域的教育和进修，其中很多机构突出了医学人文学。随着课程修订与大学自行重组，情况在不断发生着变化，医学人文学的优势可能会持续到将来，预示着人文研究方法将扩大到其他学科。

大多数欧洲国家期望医学生了解一些哲学，所以他们更倾向于将人文融入到教育文化中，而不是固定在某一特定课程或专业领域(Marshall,2005)。最近一期的《医学教育杂志》(*Academic Medicine*)谈到欧洲医学教育中的人文学科项目，突出报道了一些欧洲国家在课程设计与教学中的创新。例如，过去的十几年，人文项目在瑞典(Ahlzen and Stolt,2003)、瑞士(Louis-Courvoisier,2003)、挪威(Frich and Fugelli,2003)以及德国(Kiessling et al.,2003)得到发展。以德国为例，学生需求再加上向PBL教学法的转变，使人们开始重新重视医学人文学与哲学。20世纪90年代，挪威课程改革将音乐、视觉艺术、文学与建筑学引入医学课,克罗地亚所有医学院校的课程都包括文学与历史(Fatovic-Ferencic,2003)。这些例子足以证明医学人文学在欧洲正蓬勃发展。哲学与艺术历史性地融入欧洲高等教育意味着为健康人文学进一步发展的舞台已准备好,也意味着除医学外,健康人文学融入其他学科的发展速度也将十分迅猛。从一个高度单一的医学教学转变为一套有实践性与变革性的干预活动,以便更有利于人类健康与社会经验的形成,这个变化十分显著。

除此之外,世界上很多发展中地区对健康人文学都有着潜在兴趣。举几个例子,有报道称,对健康人文学的需求在尼泊尔的加德满都(Adhikari,2007;Shankar,2008)与印度已出现。乔什(Joshi,2008)特别指出,印度宗教信仰众多、语言复杂,它也是健康旅游以及寻求临床试验的制药公司的首选地。在中国,北京大学医学部于 2008 年 10 月成立了医学人文研究院(2018 年该研究院与医学部公共教学部合并后更名为北京大学医学人文学院,译者注),台湾地区的“中山大学”2002 年成立了医学人文和社会科学学院。在南美洲,阿库纳(Acuna,2000)报道称,医学人文学在阿根廷发展已有 20 年,课程囊括艺术、文学、历史、人类学以及一门新兴学科“医学卡拉学”(medical kalology)或称医学美学(Acuna,2003)。

小结

总结一下本章的内容,源于人文与艺术的健康人文学是一些从人文角度观察卫生保健的研究方法的融合。一个半世纪以来,医学模式在理论与实践上发生了转变:从依据患者的疾病故事,视医学为一门艺术的传统看法,转变为依据医生的临床观察、以科学操作程序的快速发展为支撑,视医学为一门科学。医学发展的动力不再是床边咨询或依靠外科医生的技艺,而是实验室。有评论家认为,这让医学似乎远离了人文环境,但是也催生了一种需求:要用全新眼光看待病痛与疾病的治愈中个体的发展与人际交往的过程需求。

在健康人文学中,艺术与人文不仅可用来洞察人类的境况,深入了解诸如病痛、人格、人与人之间彼此的责任等问题,而且也为卫生保健实践提供了历史研究视角。再者,这个探究型新兴领域的核心任务是打破艺术与生物医学之间的人为界限,识别二者研究中的互利领域。健康人文学与之前的医学人文学相似,有助于人文学科探索出多种多样的途径,以便理解卫生保健这一实践活动,以及与主观经验相关的健康、疾病与关怀等问题。此外,重视文学与艺术有助于培养和发展观察、分析、共情、自我反思等能力,这些都涵盖在人性化医疗保健服务的范围内。在关于文化、身体和人类的本质问题上,人文学科有着丰富的见解,它不仅与临床实践直接相关,同时也有利于深入理解文化如何与个体疾病体验及卫生保健实践方式产生相互影响。

艺术与人文至关重要,不能仅局限于医学。事实上,也许是时候让医学人文学转变为健康人文学,或者让医学人文学继续为那些没有局限于医学视域的人们服务,为那些渴望看到艺术与人文造福于公众的健康幸福这一民主化进程的人们服务。健康人文学的出现是否标志着医学人文学的终结？现在提它也许为时过早，但是健康人文学有望成为一个上义词，将医学人文学及其他特定相配工作囊括其中。健康人文运动别出心裁而传播迅速，在全世界范围内不同地方、不同机构都已经开始看到它的身影。本书从艺术与人文的角度探讨了这项运动及一系列相关研究方法，健康人文学并不排斥医学人文学，而是将后者引入一项雄心勃勃的运动，建立并强化艺术、人文同卫生保健、大众的健康幸福之间的关系，从而让医学人文学活跃起来。重要的是，它视艺术与人文为核心要素，无论是在医院、诊所、学校、监狱还是社区，通过转变地点、过程和人员来推动国家健康，促进社会幸福。简而言之，通过案例，尤其是参照教育与研究案例，本书概述并阐释了一门更具包容性、更有开放性、更面向应用的学科，它：

- 向日常护理人员、医疗服务用户与自我护理人员提倡非医学专业性的解决方案。
- 支持现有的艺术与人文疗法，并将之推进更新，使其大众化。
- 多样化，除“医学”外，健康相关行业和第三方也参与其中。
- 最大限度加强创造力与健康幸福之间的联系。
- 在医院、社区或家庭中营造更具同情心的氛围，从而改善卫生保健现状，提高大众健康水平，提升幸福感。
- 促进共同设计、共同创造、共同学习，而不是鼓动个别专家单打独斗。

本书倡议通过艺术与人文让人回归健康，但不是简单地关注医学或相关健康专业人员的心智发展，甚至问诊能力与观察能力的提升。本书明确呼吁需要确立一个更有广泛性、更具互惠性、更面向应用的工作领域，来建设更美好的文化社会。

2. 人类学与文化研究

人类学与文化研究

在本章，我们将思考人类学与文化研究在健康人文学中发挥的作用。尽管医学人类学历史悠久，有本领域期刊及众多领域书籍，但它与人文学科之间的关系却甚少被系统性加以考量。传统意义上的人类学是一门比较研究的学科，研究人类社会的各种模式，涉及文化、社会、心理与生理层面。信仰体系、宗教仪式、儿童抚养模式、家庭亲属体系、语言、休闲度假方式、谋生方式以及与健康疾病相关的棘手议题等都在人类学研究领域中占有一席之地。人类学具有开阔的历史地理视野，它不仅研究欧洲与北美洲的少数人种，还研究世界范围内的各种文化与社会。就历史视野而言，它一方面探索人类的起源与史前人类，另一方面研究今日人类面临的种种问题与困境。人类学如同哲学，是探究人类自身最古老的研究方法之一。古典时期的学者困惑于族群的异同，而今天，人类学已为认知学、法医学、族群性与多样性研究、语言学、进化研究等诸多领域做出了贡献。有一些开拓者，如弗朗茨·博厄斯（Franz Boas，1858—1942），坚持不懈地宣传文化在人类学中的作用以及在理解人类族群差异性方面的重要性，最终使文化研究取代了人们过度依赖的种族差异理论，后者在 19 世纪曾盛极一时。博厄斯还推广了一个概念：文化均衡论,又称文化相对论,即人类学研究的出发点不应该是某一文化优于或进步于另一文化。确切点说,根据文化均衡论,人类学的任务应该是以了解语言文化活动为桥梁,领会文化如何让人们以不同方式概念化这个世界,如何与世界互动。

人类学与医学之间的关系源远流长。事实上,在19世纪,人类学还属于基础医学教育,只是到了19世纪末,由于医学越来越倚重于实验室科学与大型学术型教学医院,人类学在医学中发挥的作用才开始不那么凸显(McElroy and Townsend,1989)。尽管如此,一些为人类学做出巨大贡献的人,如W.H.R.里弗斯(W. H. R. Rivers)与阿瑟·克莱因曼(Arthur Kleinman)都有医学背景,还有些人类学文献论述了世界各地如何概念化疾病以及人类对疾病的回应,令人折服,我们稍后会对此举例并简要说明。然而,值得一提的是,在我们体验、思索与回应疾病时,无论是我们熟知的文化还是陌生的文化都从中发挥了普适性作用。

文化研究的发展是系统性研究不列颠群岛文化形态的主要推动力。文化研究这一术语本身来源于对文化手工艺品或文本的研究,学科奠基人有理查德·霍加特(Richard Hoggart)与斯图亚特·霍尔(Stuart Hall)等学者,学术研究最初起源于1964年霍加特创办的伯明翰大学当代文化研究中心的研究方向。文化研究虽倚重于人文学科,却重新定义了研究主体,使其涵盖了人文学者在某种程度上所忽视的各种议题。大众电影与电视、女性杂志、流行音乐与青少年亚文化群、教育系统中的青年、有关犯罪和“种族”等社会问题的政策与媒体报道—所有这些都属于这一新领域的研究范围。文本与语言学分析技巧、心理分析、社会批判理论与马克思主义也都为文化研究添砖加瓦，用以探究文化的方方面面。

文化研究除了聚焦于社会组织形态与文化行为、言语与非言语交流模式的研究外，还对衍生自欧洲哲学与社会学理论的个体经验产生兴趣，并对其持怀疑态度。由于健康人文学中的传统人文研究大多侧重于个体经验与第一手叙事，所以文化研究时常寻求解构它们，指出如个体、人格或一段“真实”经历如何既属于社会建构过程，又体现出它们发生场所的组织与社会关系。当研究关注于人格如何在意识形态系统中存在时，人们发现了人的内部世界被意识形态、语言与社会实践体系所影响的路径；当研究侧重于性别、种族与社会阶层时，结果显示，人们文化生活中时常面临的冲突与矛盾或许是在人际交往、观看新闻报道、阅读大众杂志、欣赏电影和戏剧表演、接受教育的过程中逐渐产生。从这个角度来看，所有文化都妙趣横生，值得研究—不仅包括高雅艺术文化，也包括我们浏览杂志、看电视或服用止痛药等日常行为。文化无处不在。

人类学、文化与疾病

在西方思想史的长河中，疾病一直以来被认为与身体有关，根植于人的生理层面。不过，这个观念的形成也属于文化建构过程，至少部分属于，毕竟大多数古今世界人类文明还不支持此观点。当我们思考特定健康问题如何产生抑或新病种怎样形成时，就会重视熟谙文化的价值。

在欧洲与北美洲，当人们提及某些来自异文化、貌似奇特的疾病与疗法时，人类学与健康的关系时常就会浮出水面。在此语境下，常举的例子有缩阳症（koro），一种患者认为自己的生殖器正在缩小或消失的综合征。包括中国、马来西亚、非洲在内的一些地方也都曾有过这方面的报道（Dzokkoto and Adams，2005；Mattelaer and Jilek，2007）。另一个常见例子是“走火入魔”，这种现象在中国人或世界其他地方的华裔身上时有发生（Shan，2000），它是一种心身障碍，人会感觉体内的“气”或生命流失控，可能会出现身体局部疼痛、各种头痛、睡眠障碍，甚至失控性无意识动作。这种神秘现象与当地人的信仰以及世界观有关。患者认为，出现走火入魔的现象暗示着练气功或孕育“生命能”时出现偏差。还有一个例子，非洲学生在学习时易患脑疲劳综合征，身体会出现一些症状，例如头痛、颈痛、眼痛与睡眠障碍，还有注意力无法集中、信息难以储存等方面的认知功能受损（Ola et al.，2009）。

对于只熟悉西方卫生保健领域的人来说，上述术语、经历与症状群可能并不常见，所以人类学家和精神病学家常用“文化依存综合征”（culture-bound syndrome）指称在某一特定文化内可识别的心身障碍（Guarnaccia and Rogler，1999）。美国精神病协会出版的《精神障碍诊断与统计手册》（*Diagnostic and Statistical Manual*）同样描述该症状为：“民间局部地区发生的可诊断性病种，对患者反复发作、习惯性、难以理解的体验与观察作出诊断时脱离不开特定文化与环境。”（American Psychiatric Association，1994，第 844 页）

人类学家遇到这些情况时往往强调独一无二性或特定文化因素，而医生则常在西方精神病学中寻求能与之匹配的众所周知的综合征。例如，“走火入魔”这种对身体及其运作方式有着异乎寻常信念的现象有时就被认为类似于精神失常。同样，文化依存综合征是在某一特定文化内，某些易感人群遭遇创伤后以某种部分可理解或可接受的方式表达痛苦，给亲属、旁观者以及当地治疗师提供了一条渠道，以便理解看似异常或匪夷所思的行为。

人类学还可以促使我们更全面地思索那些有特定现象存在、特殊经历发生的社会本质。王爱华（Aihwa Ong，1987）在其经典研究中提出，民族、宗教、性别等身份与新技术、工作方式之间相互影响。她在《抵抗精神》（*Spirits of Resistance*）一书中记载了20世纪末，马来西亚人的生活如何随着电子工业的发展而发生改变。在这个穆斯林占人口大多数的国家，电子工业的发展给年轻女性提供了大量的就业机会，她们参加工作后不仅推迟了自己的结婚年龄，而且也给家庭带来了收入，于是女性得以摆脱传统的家庭权威，但却又被新的工作纪律所束缚。对这些女性或工厂主来说，情况不容乐观：

> 1975年，在位于双西威的一家美国人开办的大型电子工厂内，40名马来西亚籍操作工被神灵附体。1978年，又一次大规模的类似事件发生，这次涉及约有120名操作工……工厂被迫停工三日，并请了灵医在厂内杀了一只山羊来祭神。（Ong，1987，第204页）

从某种意义上来讲,这些神灵附体事件以及由此造成的混乱现象,是在向马来西亚工业占有者传递一条一直以来被忽视的重要信息。王(1987,第204页)提到在一家美国工厂:

一些女孩子开始啜泣,歇斯底里般地尖叫,状况似乎在蔓延,生产线的其他工人很快被领了出去……工人们普遍认为工厂是"污秽之地",应该是被当地神灵拿督(datuk)控制了。

村里德高望重的长辈和雇员们(尤其是那些新雇员)认同神灵附体作祟的说法,但工厂经理人却普遍认为这种现象常见,之所以工人们会有此类举动被归咎于各种原因,诸如不吃早餐又早开工而引发的饥饿感或从乡村生活转为城市生活的巨变带来的不适感。经理们采取的应对措施包括邀请当地宗教领袖在工厂开工时参观工厂、用圣水祈祷、举行宗教仪式等。另一方面,王(爱华)认为,神灵附体现象既是工人在精神层面上反抗跨国电子工厂控制的表现,也是在新经济形势下工人们的生活正在发生变化的体现。她提到:

工人们陷入对工厂劳作的问题与自身的困惑当中,抵抗资本主义生产组织管理机构控制的情绪引发了社会混乱,既削弱自我本质,也违反人性(Ong,1987,第220页)。

因此,正如她的书名所示,神灵附体就是精神抵抗。迈克尔·陶西格(Michael Taussig,1977)10年前对此有类似记载,农民工总认为资本主义代表与资本主义运作方式罪恶丛生。陶西格指出,神灵附体就是哥伦比亚种植园工人对资本主义生产关系的批判。

正如王和陶西格所示,从整体观出发才有可能看到宗教体验、神灵附体、罪恶感与人们对自身、对社区的不满情绪之间的相似之处。

神灵附体

有关异常病与神灵附体的记载似乎遥远他乡才有,西方医学并不触及。但毫无疑问的是,文化与社会研究占主导地位的人类学却一直以来侧重于探究有别于西欧与北美社会的另类文化与社会。一些人类学经典著作中提到,神灵附体这种现象的流行区域存有明显差异,发病率尤其不同。在有神灵附体之说的社区,只有一小部分人发作过。例如,维杰·辛哈等人(Wijesinghe et al.,1976)记述斯里兰卡某一社区的发病率是0.5%,卡斯泰尔斯和卡普木(Carstairs and Kapur,1976)发现南印度西海岸农村人口有2.8%的期间发病率,文卡塔拉迈亚等人(Venkataramaiah et al.,1981)报道另一些南印度农村人患病率为3.7%。在其他一些社会,神灵附体发病率极高。例如,根据兰贝克(Lambek,1980)的记载,在马约特岛说马达加斯加语的一些村落中,39%的成年女性和8%的成年男性曾被神灵附体。哈珀(Harper,1963)曾做过类似报道,印度卖索尔邦的哈维克婆罗门女性中有20%的人经历过附体。博迪(Boddy,1988)发现在苏丹一个叫霍菲瑞亚的村庄,

15 岁以上的已婚女性中有 42%~47% 的人曾经历过附体,这一概率在 35~55 岁年龄段的女性中达到 66.6%。

一个社区中约一半人口都似曾遭受神灵或恶魔附体,这种情况似乎颇不寻常,但是有意义的是,我们可以就此思考,在所谓的发达民族身上,有何种相应现象。具体到心理健康问题,专家与非专家人士在谈及精神错乱时就好像疾病也有自身性格特征,这种情况并不少见。当把某人的异常行为举止归咎于抑郁症、注意力缺陷障碍或,更通俗些,“荷尔蒙”分泌异常或“神经质”时,虽然这些解释更符合今天的科学精神,然而,我们其实也在进行自我解剖。

附体体验似乎异国他乡才有,但是显而易见的是,我们提过的这种现象在美国也会出现。与许多其他作者类似,罗斯等人(Ross et al.,2013)也认为分离性体验就是人在身份、行为与心理状态方面发生的改变,一般来讲很突然,但有时限性。学者们普遍认为这与跨文化精神病学文献中提到的附体体验很相似(Bourguignon,1976;Cardeña et al.,2009;Huskinson,2010;Krippner,1997;Lewis-Fernandez,1994;Suryani and Jensen,1993;Swartz,2011)。罗斯等人的研究对象招募自美国的一个个体创伤项目,这些研究对象描述了许多分离性体验——一种从现实中分离的感觉,有趣的是,除了进行传统药物治疗外他们也都参与了疗愈仪式。这些研究对象描述了他们经历不同的驱魔过程与萨满疗愈仪式时的体验(Eliade,1964),包括从身上吸取附体的感觉,治疗仪式过程中让灵疗师处于附体状态,参与收回自身灵魂的各种活动,跳仪式性舞蹈,祭祀动物,还有血水洗礼等。

虽然这些疗愈法与西方医学存在矛盾,但是二者完全有可能共存。罗斯等人的调查结果表明,美国与世界其他地区在文化、社会、心理等方面有相似之处。他们的研究数据还显示,从一个独立观察者的角度来看,说英语的美国白人与世界其他种族一样也会患上文化相关性综合征。事实上,抛开罗斯等人的研究,在日常生活中不难发现,人们不但会采取各种不同的医学疗法,而且也会求助于宗教信仰。他们会让全科医师开处方药,接受心理辅导,服用一系列广泛应用的补充性与替代性药物,也会从传统宗教或新时代宗教从业者处寻求精神慰藉,进行针灸等。

深入考察罗斯等人的研究或类似研究后,我们能够进一步批判性思考日常语言表述中所体现的主观意识上的跨文化差异:“噢,在某某部落听到神灵的声音再正常不过了。”那可不一定。正如罗斯等人的研究显示,研究对象身上表现的症状与普遍接受的宗教习俗并没有很大关系。在所属的不同宗教团体中,他们也有异于常人。由于这些症状难以消除,所以非医学从业人员会采用各种“普遍被认为是原始且具有文化专属性”的萨满教和其他宗教的处理方式予以解决(Ross et al.,2013,第 232 页)。

疾病史与疾病谱

对疾病、功能紊乱与患者主诉等方面开展历史或谱系研究也很有意义,能给予某一特定问题相关的环境与诱因研究提供颇具价值的信息。希勒尔·施瓦茨(Hillel Schwartz,1989)

举了一个有趣的例子，讲述19世纪医学法话语中出现的偷窃癖——一股无法抗拒偷窃的内心冲动。他指出，偷窃癖是随着美国与欧洲大城市中百货商店的发展而产生，而商店是中产阶级妇女消遣性浏览商品、购物的理想场所。他还特别提到，许多妇女被指控利用在商店里浏览商品的机会偷窃陈列中的诱人商品。令人困惑不解的是，这些妇女偷窃的是她们完全买得起的商品，没有明显的必要性来偷。当时世界主要司法体系对偷窃行为大多处罚严厉，常判决服苦役。于是，偷窃癖这个概念随之出现以应付面临的处罚困境。施瓦茨记载道，对于偷窃癖产生的原因有多种解释。例如，妇女克服不了内心孩童般的冲动或者抑制不住商品对感官的刺激，因而被迫行窃。施瓦茨举了以下例子：

1844年，一名法国妇女被指控犯了三宗小偷小摸罪，后来均被推翻，原因是医生指出，当这名妇女对手套、丝带、布料、胸针行窃时，她的性格完全变了。平日里，她是位沉着冷静、通情达理、崇尚节俭的家庭主妇和母亲，但是偷窃癖发作时，她会焦虑不安、愤愤不平、肆意挥霍，而且还喜欢喝蔬菜汤（Schwartz，1989，第413页）。

那个时代与当今社会出奇地相似，一些评论家认为这种犯罪倾向是时代的产物，既显现了商品陈列的负面影响，也暴露了资本主义发展过程中产生的不良反应。在我们看来，特定的经济与社会发展（比如新型购物方式）为新的生活方式体验以及新型疾病产生打开了一扇门，这种现象颇具趣味。如果一个下层社会的人因饿行窃，几乎可以肯定他并非患了偷窃癖,他会因此受到惩罚。一个人了解自我需求意味着能控制自我,不会因病行窃。

无论过去还是现在,社会总体环境与社会成员如何看待致病因素,两者之间具有一定的关系。卡斯特罗(Castro,1995)研究发现,在墨西哥某一社区,人们描述健康与疾病的体验与他们所处的社会环境密切相关。对于生活在澳奎图克贫民窟的人而言,用以描绘疾病与身心健康的字眼同物质环境有关。健康的说法是 gordo,意为胖、肉多或肥壮。患病的说法是 flaco,意为消瘦。健康与肥胖相关联,这意味着人们认为只要有足够的食物就是健康。

把疾病史与社区信仰史、社区与社区成员走过的政治史三者结合起来重点研究,会让人大开眼界。德文·韩丁与其同事(Hinton et al.,2013)对在波尔布特时期后的柬埔寨人做了大量研究,这些柬埔寨人被类似于创伤后应激障碍所折磨。他发现柬埔寨人持有独特的"丧亲本体论"(bereavement ontology),梦见亡者从中起了至关重要的作用。韩丁等人解释道:

> 梦见亡者意味着亡者还未重生。当患者的朋友或亲戚离世后,他们会非常留意这样的梦,家庭成员间则会彼此分享梦境,就亡者的精神状态交流信息。(Hinton et al.,2013,第 434 页)

突发性暴力致死或因交通事故而亡"并非善终"(bad death)。在当地人观念中,他们很重视轮回转世,非善终可能暗示此人前世犯过某种罪。此外,在柬埔寨,若某个人死于冲突,家人不会为他举行仪式以加速其转世步伐。人们也认为,尤其是在家人被红色高棉政权分开后,亡者思念亲人,不能继续前行,导致无法投胎转世。在梦中见到死去的家人意味着家人的灵魂仍在大地游荡,还未转世。因此,在丧亲之痛中梦到亡者起到了重要作用。韩丁等人描述一名妇女回忆其梦境,在梦中她见到已故父亲问她为什么没有以他的名义在寺庙内祭祀供奉。一个年轻人的家人被红色高棉支持者虐待并处死,他梦到父亲正遭受折磨。和尚提醒说这意味着父亲思念他,他应该举行仪式来提升亡父的灵性资本。年轻人照办了,这也就形成了他人生经验中重要的一部分。这些回应梦境与往事的仪式—比如在寺庙中祭祀与焚香有助于减轻苦痛、缓解各种躯体急症及闪回事件对人的影响。

上述例子说明,从人类学角度出发,认识人们的信仰、行为及特定社区赋予经历的多重意义对于理解眼前状况大有裨益。人类学的价值同样还体现在,它有助于人们正确认识疾病与功能紊乱的意义,了解他们发生的背景。阿瑟·克莱曼(Arthur Kleinman,1988a)首创了概念"范畴缪误"(category fallacy),用以描述在把一个范畴,例如抑郁症,运用到不同文化中时遇到的各种问题,西方文化和另一文化背景下的抑郁症状并不完全吻合。韩丁等人(Hinton et al.,2013)更倾向于采用术语"范畴缺棱"(category truncation),用以描述在某一特定文化环境背景下,某些现象的关键环节研究被排除在欧美制定的评价标准体系之外。据韩丁等人观察,丧亲后或创伤后身心紊乱症状在不同民族与文化中的表现并非总是含有"对等当量"(content equivalence)。承受丧亲之痛,有人强调躯体症状,有人突出抑郁,还有人可能会专注于精神层面。事实上,一些特定症状可能只限于某些特殊文化,甚至某些街区或社区。

仪式

在人类学中,可以更为深入地理解健康而且有助于研发新型疗法的一个重要途径是仪式研究。上面我们讨论韩丁在柬埔寨的研究时曾提及仪式的重要性,现在我们要深入挖掘仪式研究的价值。人类学家特纳(Turner,1969)曾为仪式研究做出过重要贡献,他将仪式界定为“在隐蔽性场所举行的序列规定性活动,包括手势、语言、器件等,旨在影响超自然(神秘)体或力量,代表参与者的利益,实现参与者的目标”(第18页)。仪式标志着过渡阶段—个体生命历程中的发展起点,它有助于维护集体团结与平衡,提供对命运的控制感。仪式也会创造出一段受保护的时空,用以安全宣泄强烈的情绪,促进身心愈合(Bell,1997;Csordas,1987;Driver,1998; Koss-Chioino,2006; Malinowski,1997;Turner,1969;van Gennep,1960;Wallace,1966)。德弗兰(DeFlem,1991,第3页)指出,虽然仪式涉及各种演示,但是仪式本身却属于转换活动,“仪式运用各种象征符号释放其法力来影响并改变仪式参与者”。

特纳(Turner,1969)与凡·盖内普(van Gennep,1960)认为,在不稳定、焦虑与混乱时期,仪式尤为重要,因为仪式生动地传递了与连贯性、可预测性及传统相关的信息。按照他们的说法，仪式似乎有种恒定影响力，可以联结自我与自身，这一点在社会转型期表现尤为突出。通过分享共同经历、象征符号、语言、器件与演示，仪式有助于界定并加强自我与文化的联系。仪式在建构与管理自我与他者的关系（公共域）、自我与据信可影响未来的神力或自然力的联系方面意义非凡。

死亡与临终以及围绕两者而举行的各类活动涉及一个问题丰富、需广泛研究的领域，人类学和仪式研究对此颇感兴趣。来自不同文化背景的人对下列过程得以顺利完成均有特定的看法——亡者死亡时间与地点的选择、亲属如何更好地安排葬礼，亡者之后会发生什么，在这些方面人类文化可谓是博大精深。讲述的故事，以及使这些经历变得有意义的阐释方式都是珍贵的源泉，学者或卫生保健从业人员可从中汲取营养，建立联系，并在这一领域内从事文化敏感性实践活动。

例如，万卡塔萨鲁等人（Venkatasalu et al.，2014）记述了一项研究，他们采访了定居于伦敦的南亚裔人对临终的期望与愿望，其中非常明显的是，人们通常希望魂归故里。

卡姆卢：是的，我想死在孟加拉，上帝能证明我的愿望吗？我肯定想死在孟加拉的土地上。是的，我是英国人，这儿也是我的国家。但是我生在孟加拉，成年后才来到英国，我是移民来的，我也爱这个国家，但是我的村子是我离世的最佳之地。

M.R.V.：您能说得再具体些吗？

卡姆卢：因为我生在那儿，也想死在那儿。因为事实上死在那儿让我感觉更舒服些。(卡姆卢,原籍孟加拉国,男性,58岁)(Venkatasalu et al.,2014,第267页)

万卡塔萨鲁等人的研究常提及人与故土的联系感,但这并非人们唯一的临终期待。一些生在伦敦的南亚裔人则没有如此强烈的海外依附感,另外一些人说,原籍国的昔日朋友还有家人都已经分散,再也见不着了,对于他们而言,关键的是离世时能否有合适的人来陪伴并为其举行仪式。一位来自喀拉拉邦的老年妇女说:

我希望有人在我身边祈祷,但如果我们死在医院就没这事儿了。我更愿意孩子们在我身边,如果不可能,至少有意识的时候我想和我信任的人待在一起。(Venkatasalu et al.,2014,第268页)

人们倾向于在家中离世而不是医院,有家人陪伴,这样就能有祈祷者以合适的方式举行合适的仪式。安详而有尊严地离世,这点很重要,同时这也是让家庭成员彼此履行义务的一种方式。从人类学角度理解仪式,认识仪式在人们生活中发挥的作用,这样才能更有效地调整服务以便满足不同社区的需求。

我们想到仪式时总忍不住想象那古老的保持几百年基本不变的做法。然而,仪式是生活实践,它们在不停地适应新环境、把握新机遇、冲破新束缚。同样,创造新仪式有时有助于应对新的生活体验。例如,在过去的50年间,各类机构、治疗师、司法人员、公共服务团体与女性都极大地改变了他们看待并试图解决家庭暴力的方式，一些疗法已应用于家暴幸存者。在本章，我们特别感兴趣的是艾伦与沃茨尼亚克(Allen and Wozniak，2014)讲述的方法，这是一个基于仪式的新型解决方案，提供给那些寻求从家暴中恢复并继续生活的妇女。在一项小组工作中，他们进行了各种讨论并参与了多项仪式活动。例如下面的：

(在一项)“力量祈祷语”(power mantra)活动中，女人们齐声朗读：“我要从所有那些试图攫取我的力量的人手中夺回我的力量。我要从把我的力量保管至今的宇宙中夺回我的力量。我要夺回我的力量，永不放弃。我感到我的力量重回我的身体、大脑与灵魂。我充满了爱与喜悦的力量。”女人们创造了独特的手势，边说祈祷语边做手势。这种手势表示每个女人同她的群体同伴都已拿回并拥有自己的力量。(Allen and Wozniak，2014，第 60 页)

艾伦与沃茨尼亚克除了研究这些社区活动以及它们给参与者带来的益处外，还考察了仪式产生的途径。“仪式一出现，很快就会被整理编撰，并被仪式化，然后纳入具有规律性与预设性的群体行为模式内，群体参与者对这些行为模式赋予意义与价值”(Allen and Wozniak，2014，第 57 页)。这与认知疗法中对抗自我消极言论的治疗策略有相似之处，只不过，仪式采用了更多的原始巫术。关(Kwan，2007)认为，仪式具有“动态性、历时性与身体性，因而可能会有效，换言之，仪式的有效性体现在它的表演方式，而不在于理性推理”(第 747 页)。

仪式给大量的卫生保健实践提供了有趣的分析透镜。为摆脱痛苦而进行疗愈的各种活动、卫生保健礼节中的礼物交换、所见所听所闻、卫生保健从业者与医疗服务用户跳精心设计的舞蹈,所有这些活动都可视为仪式。我们以此方式开始理解在小伤口上贴创可贴、看病后拿处方、用听诊器听心音都充满了意义,远远超出了对身体进行介入治疗或诊断这样的物理特性。

我们再举一个更贴切的实例来理解卫生保健活动。这是一项由汤姆森与汉森(Tjørnhøj-Thomsen and Hansen,2013)报道的丹麦癌症患者住院康复项目,该项目要求患者在一座改建的城堡内待一周,参加各种群体与个体活动,以便满足患者的信息需求,解决他们的社会心理问题。有时,项目工作人员会特意提出玩角色扮演游戏,例如在介绍环节中,“研究对象被告知,本周他们将饰演‘庄园女主人(或男主人)’,城堡‘属于他们’。暂时假装共同拥有城堡让一幅高贵形象之图浮现在眼前,这一形象强化了研究对象的特殊感与被照顾感”(Tjørnhøj-Thomsen and Hansen,2013,第271页)。

特纳(Turner,1974)指出,仪式能够超越和转变熟悉的社会角色、结构与界限,并称这种结构的反转为“反结构”(antistructure),它短暂悬置日常标准与个体社会角色的要求,提供了对结构和社会结构标准的临界距离。(Turner,1974,第42~43页)在汤姆森与汉森的研究项目中,与医疗实践有关的一些社会角色与权利结构被颠覆和反转。“我们(指工作人员)是研究疾病方面的专家,而你们(指研究对象)是探究你们自身状况的内行”,工作人员说他们想“向研究对象学习”(第272页)。工作人员充满爱心的关注给研究对象留下了深刻的印象,这与研究对象在其他卫生医疗机构中的治疗经历形成鲜明对比,例如,感觉自己是个数字而不是一个人,没有被认真倾听或对待过(参阅 Sered,1999)。被工作人员关爱与倾听有助于项目研究对象恢复人性。工作人员无微不至的关怀让他们产生了经过医疗体系长期治疗后被重新当人看的感觉。类似于人类学家研究的仪式,这一过程有助于朝一个新的社会性定义自我的身份转变,是一个“战略性社会化”过程(Bell,1992)。然而,与在所谓“部落”社会中研究的仪式不同的是,该康复项目持续时间并不能涵盖研究对象的疾病康复治疗时间,研究对象的康复治疗过程各不相同,他们自身也要承担管理疾病与后遗症的责任。不过,塞利格满(Seligman,2010,第15页)认为:

> ……仪式着眼于行动、演示行为与虚拟宇宙的创造,它创造了一个肯定短暂、脆弱,但并非错误的世界,一个能够调和分歧、(若彼此尚未完全理解但却)互谅互让、坦诚相待的世界。

这个虚拟宇宙是仪式特意召唤而至,它强调有可能实现事物的反事实性、可行性与假设性。这样,一个虚构的反事实世界产生的想法可以促进人类在某些方面取得进展:

> 一直以来,神话与仪式的首要功能是提供各种象征,以此引领人类精神向前,与其他那些不断拖后人类精神的人类幻想相对立。(Campbell,1949,第11页)

仪式具有一种矛盾的功能,既可以聚拢社会习俗,又有可能改变社会习俗,仪式就是这样在所谓的“传统”和晚期现代社会中发挥着重要的作用。健康人文借助仪式可对卫生保健产生深刻的认识。

小结

朗伯与麦凯维特(Lambert and McKevitt,2002)总结了从人类学与文化角度研究卫生保健活动的价值,他们指出,把人类学知识运用到医学有助于医学重新审视熟悉的现象,再度划定问题界限,从而产生新的见解。人类学强调日常采集到的数据的研究价值,注重人们的言行差异,对“外行”观点和专业知识均持批判性态度。

但是还有许多工作要去做。卫生保健领域中的跨文化研究大量聚焦于心理健康问题,也取得了一些颇具启发性的研究成果,但是对生理疾病的关注度却不高。人类学家往往认同医生们的观点,他们并不触及众多西医病种,拒绝用批判性眼光看待生物科学。而这些学科也有其自身的文化,建构的知识及信仰体系散播在社会组织中。类似其他信仰体系,人体构造及其运作方式同样也可以通过人类学来质疑。

亨明斯(Hemmings,2005)指出,卫生保健领域中的各门学科都需要人类学,因为卫生保健的作用并没有得到有效传播。他声称现代治疗方法若被有效利用,医学还会取得更大的进步。卫生保健从业人员尚未充分了解民间信仰与习俗所提供的证据，健康教育节目曲解受众，也往往达不到效果。

人类学家、精神病专家阿瑟·克兰曼(Arthur Kleinman)或许就此给出了最终答案，近40年前他指出审视自我健康阐释模式的重要性，该方法将人类学调查与临床调查模式整合为一：

> 通过引出患者的(阐释)模式可以让医生了解患者对疾病的看法，患者对附加在自身疾病的个体与社会意义的理解，对自身与医生的期待，患者的看病目的，等等。比较患者与医生的阐释模式能使临床医生识别出临床管理中可能引发双方产生问题的主要差异之处，也有助于临床医生了解他的阐释模式中哪些方面还需要更清楚地向患者(与家属)解释，以及哪种患者教育最恰当。比较这两种阐释模式还可以解决与价值观及兴趣有关而不涉及知识水平的冲突。当医患的阐释模式都明朗了，这些模式将会成为临床工作流程的一部分。(Kleinman et al.，1978，第255页)

若此想法付诸人类学或临床实践，或许需要提一系列问题。效仿克兰曼的做法，类似问题如下：

- 你认为是何原因导致了问题的产生？
- 你为何认为是从那个时候就开始了？
- 你认为你的病对你有何影响？如何影响？
- 你的病有多严重？病程长还是短？
- 你认为自己应该接受怎样的治疗？
- 你希望从该治疗中获取什么样最重要的结果？

- 你的病给自己带来的主要问题是什么？
- 你对自己的病最害怕的是什么？

正是通过此类问题，健康人文从业者可以有效借助人类学传统调查方法，察觉研究对象、医疗服务用户或他人用措辞描述问题的方式，理解他们通过治疗想要寻求什么。这样，人类学可以给健康人文学做出重要贡献、提升后者的价值。

3. 应用文学

健康人文学发端于医学人文学，弥足珍贵；它拓展了医学人文学的话语空间，并发展成为一个“更具包容性、更面向应用的与卫生保健相关的人文学研究方法”。一直以来健康人文学不仅受到学者与医务工作者的青睐，还吸引了“卫生健康从业者、卫生保健服务人员、患者及其护理人”（Crawford et al.，2010，第8页）。此外，从最广泛意义上来讲，各种书面文本形式的存在也反映了健康人文学与文学有着悠久而多样的联系（Charon，2000）。大量交叉性基础学术活动显示，人们十分关注以书面文字或文本形式出现的文学同健康与疾病之间的关系，例如，在医学教育中运用文学（Evan，2003），或从医学视角展开对特定文本与疾病或创伤的学术或文学分析[例如，文学中的癫痫研究——Jones，2000；安吉拉·卡特（Angela Carter）的小说中强奸对心理影响研究——Baker，2011]，以及建构性叙事疗法研究（Baikie and Wilhelm，2005；Crawford et al.，2004；Ross，2012）。文学——各类型的小说与包括病志在内的自传体叙事，不仅给我们提供医学或医生方面的信息，而且还告诉我们健康、病态与疾病方面的体验，去诊所就诊时的遭遇，患者伴侣的反应，在最意想不到之处获得的帮助，日常护理人员的作用与影响，重病让生命产生巨大裂痕后个体必经的人生彻底重排序，等等。本章聚焦于文学与健康交汇处的三大核心领域。首先探讨开篇中提到的文学类型:病志——文学中的疾病叙事,尤其侧重于小说中描述的疯癫或心理健康问题。第二部分讨论在临床教育、实践与研究中故事的运用及其体现的价值。最后一部分简要展示阅读疗法价值的初步研究结果。

文学中的疾病、健康与病态

我们每个人都有故事可讲,我们每天都在讲故事,我们通过叙事描述、追述、反思、修正、重估自我与自我经历—既有讲述给自我的故事,也有与他人分享的故事(Frank,1995,第53页)。各类学者对疾病叙事的研究结果证实,当人患有需要中长期调养的疾病后,会导致人失能,使人产生无力感,冲击做人的感觉,或迫使人面临可能降临的死亡,既考验我们生存、善待生命的能力,又考验我们重新调整未来生活、自我感知、人生目的与人生目标的能力。因伤或因病错失重大事件,例如,未能参加考试,我们可能会感到失望,但是因感冒或者足踝扭伤而卧床几天一般情况下肯定不需要彻底重新审视人生。患有长期或威胁生命的疾病则以不同方式冲击着个体,从每日离不开药物治疗的糖尿病、哮喘到慢性疼痛性疾病,例如克罗恩病、关节炎;或广泛遭受误解的疾病,例如子宫内膜异位症、精神分裂症;或令人闻之色变的疾病——癌症;或那些彻底改变自我思维连贯的疾病,例如痴呆症。疾病总是摇摆在健康与死亡之间,可能不同程度地使个体陷入波动与不稳定、痛苦与彷徨、害怕与焦虑的阈限状态。此时,人们迫切需要理解这种混乱,让其回归正常,或让这种危机体验得到他人认同。于是,充满真情实感、满载个体伤痕的故事栩栩如生地浮现在我们眼前。

文学与医学的交集突出体现在病志这一文学类型,也许不足为奇。安妮·怀特海德(Anne Whitehead)以历史批判性眼光颇有见地地概述了侧重于文学研究的医学人文学的起源,该研究领域在英国和美国业已发展成熟。她认为,“对于作者与读者而言……病志是极限体验的场所,(可能)与死神邂逅之地,能有力激发人们对意识、能动性与身份的质疑”(Whitehead,2014,第113页)。病志书写疾病体验,其历史悠久且具多样性,不仅吸引文学学者与临床医师,也毫无疑问地受到患者及家属的欢迎。

安妮·汉萨克·霍金斯(Anne Hunsaker Hawkins,1993,1999)与阿瑟·弗兰克(Arthur Frank,1995)提供了一些有用的病志叙事模式。霍金斯把病志界定为“描述个体遭遇疾病、治疗疾病、间或经历死亡的自传或传记”(1993,第1页),她认为最好把病志理解为“疾病体验重述”:

> ……作为文艺作品与本能心理活动的延续,它把分散的意义、阐释与理解片段、希望与绝望之间的循环聚拢到一起,编织到同一匹布上,将一连串短暂事件以叙事形式呈现出来(1993,第24~25页)。

霍金斯认为,病志作者的“任务”,一方面是“描述这一无序过程”,另一方面是要“恢复失去的自我生命连贯性,再发现或创造把自我生命重新连接在一起的意义”(1993,第2~3页)。霍金斯颇有见地地把病志划分为三大类:证据类病志、愤怒表达类病志与“替代性疗法倡导类”病志(1993,第4页),并下设四类“虚构范式—抗病、康复、重生及‘健康心智’”(1993,第28页)。涉及这三大类病志的自传类出版物在过去五十年间数量激增,霍金斯认为,背后的原因在于病志除了对个体产生意义外,还让“被医疗机构忽视或删除”的人获得重生,让人的疾病体验发声(1993,第12页)。在处理病志无法规避的真值问题时(病志与其他回顾性作品类似,也易受逆向意义建构、重新排序与记忆这些因素的干扰),霍金斯回答,再创造本身就很宝贵,因为它揭示了在特定时段、特定文化背景下疾病的“隐喻性与虚构性”(Hawkins,1993,第14~18页,也可参看第25~26页)。霍金斯在其著作结尾处附上了一份特别与癌症有关的生理疾病病志方面的参考文献,很有价值。

阿瑟·弗兰克同样也详尽阐释了疾病叙事,但是他的目光聚焦于作者与读者的伦理道德,以便理解功能障碍对自我造成的猛烈冲击。弗兰克在分析中将疾病叙事归纳为三种类型:重获健康的叙事、陷入混乱中的叙事与探索疾病意义的叙事。他与霍金斯观点类似,认为医学只重视机体(有时是失声机体),忽略了患者的内心声音,而疾病叙事可从诸多方面恢复那个失去的声音,也可以通过并超越只关注机体疾病的医学话语控制下的疾病极限体验,让患者重建自我(1995,第xii~xiii页)。对于弗兰克而言,“编纂的故事依旧真实”,也就是说,“故事的真实性不仅在于过去经历了什么,还在于在讲述与接受故事的过程中,什么将形成经验”(第22页)。他在书中还提到,疾病的故事功能之一是,人们经历混乱不堪或无所适从之后可以重新定位自我；功能之二是，人们可以记录这个重大经历（第53页），通过书写疾病体验来“恢复”自我连贯性与生命连贯性（第61页）。三种疾病叙事类型虽然叙事目的与效果不同，但都很关键。重获健康的叙事聚焦于摆脱疾病、重获健康的旅程；陷入混乱中的叙事则相反，它专注于疾病给人带来的“脆弱、无用与无能感”（第97页），这种叙事在我们的文化中不受欢迎，因为人们认为医学有助于人恢复健康，况且，默然承受疾病折磨的患者自己也在努力摆脱疾病；然而，探索疾病意义的叙事却“让折磨持续下去，寻求利用疾病”（第115页）。这样，人们可以根据不同疾病与疾病处置方法采用不同的叙事方式——条理清晰地重述故事；不可避免地陷入充满挑战性的混乱中；或用怀特海德的话来说，利用一次“极限”经历的使用价值（use-values）来创作（2014，第113页）。在其著作的最后，弗兰克特意提到疾病叙事的证言价值，还强调了文本语言改变后的伦理道德意图——作者与读者必须思考，随着时间的推移，一个或多个故事如何持续发展下去，而不只是理解或拿走一部分故事（1995，第158~159页）。我们在第4章中会更详细地讨论弗兰克的叙事类型。

弗兰克与霍金斯以不同方式，从个体与群体层面上聚焦于研究病志的意义建构价值。怀特海德则对通过书写可获得意义建构或经验掌握进行了评论，她认为，与其说我们“受意义寻求与经验掌握的强烈冲动驱使”，倒不如说“文学向我们展示了生活在一个不确定的世界对我们意味着什么，我们也可以从中获益”（2014，第113页）。她说，“赋予文学以更广阔的意义,有可能给医学人文学中的文学研究开辟出一条综合性更强的道路,可以让我们解决医学本身内在的不确定性,提高卫生保健从业人员阐释阅读的能力”(第115页)。如实刻画疾病体验(通常为生理疾病)——个体对痛苦或畸变、变化或无能的描述不只是或不应该只是健康人文学的吸睛之处。除此之外,我们以不同方式进行阐释的虚构文本同样也有价值。如大卫·洛奇(David Lodge)所言,“文学记录了人类意识的丰富多彩……文学作品以虚构的形式描绘了与众不同的个体经验的高度特异性,因为我们每个人的历史不尽相同,每一次新的经历又改变着我们;文学文本的创作再现了这种独一无二性”(2002,第10~11页)。虚构的病志正是通过其建构——文本创造、文体、隐喻链、转喻表述、语言结构及人物创造——给我们提供了一面观察身心疾病体验的镜子,同时,阅读虚构作品本身也留给我们一个反思空间,思考当我们亲眼目睹或亲身遭遇疾病时的种种行为。

无论我们把某一特定故事冲突解决的不确定性视作不明诊断,还是把文学人物具有的“难伺候患者”的行为特征及其恐惧与犹豫看作在告诉我们焦虑或害怕是怎样的感觉,虚构的文学文本都会给健康人文学提供各种有价值的叙事。叙事中的对话交互意义建构可能告诉我们彼此间的遭遇;文本中的两性交流可能向我们揭示两性与疾病背后存在的更普遍的文化问题——类似于女性主义者分析人们如何希望女性被动地回应疾病,而男性要勇敢地与疾病作斗争,或类似于他们探讨如何只有像妇科癌症之类的女性疾病才笼罩着神秘或耻辱的面纱;其他叙事尤其是后现代叙事可能会揭示人类后现代生存境况：四分五裂、支离破碎、混乱不堪，我们从中不断获知本已有裂痕的自我遭遇疾病后裂痕加深，加倍自我分裂（参考 Baker et al.，2014，第 6 章）。我们可以选择性地采用文学研究中的常规手法，对某些特定文学因素或文学读物、比喻手法或主题旋律、文体风格或语言特色等重点加以分析（Eaglestone，2009）。无论如何，虚构文本可以让我们暂时走入另一个人的世界，在一个安全的环境中，既能间接获得他人的感受，又能经历各种疾病体验。

疯癫文学

病志研究大多侧重于生理疾病方面的自传式故事，而文学中对疯癫现象的刻画也吸引了大量文学研究者的目光，几乎已形成文学研究中的亚流派，并有力地促进了虚构病志、文学中的医学、人物研究等方面的学术发展。与生理疾病不同的是，挑战心理健康是对人格完整与个体身份的最极端考验，从抑郁和焦虑到精神错乱，不仅冲击人们对情绪健康的“常规”经验，也会挑战人们安全可靠的感知与信仰。丧失的自我感，引导人走向死亡的阴郁情绪混乱感，对监控人的每一步行动或威胁人安全的神秘机构持有的极度恐惧感，过去某个不确定或者可能微小的行为却压倒了当下生活并对此抱有的内疚感等，或许毫不奇怪，这些疯癫现象给作者提供了丰富多彩的创作素材。

疯癫文学作品既可以通过叙事主题讲述疯癫，也可以通过解构与瓦解形式、结构、内部对话与叙述行为等文本方式

来展示疯癫。费尔曼(Felman)认为,这些文学作品关注的是“非理性”:

> 社会将疯人院的高墙筑垒起来,分开了内外文化,隔离了理性与非理性,也划分了异类与社会认定为有相似性并重新定义为理性的非异类。但我认为,通过戏剧化不断更新理智与荒谬、理性与非理性、可读性强与难以卒读之间的关系,使之充满活力,每一个文学文本都在与疯癫进行着沟通——与那些遭排斥、认定为不正常、不被接受或愚蠢的另类相互交流(1985,第 5 页)。

从这个意义上讲,文学叙事不仅讲述个人疯癫,也诉说着社会或文化中“遭排斥”,或“被认定为不正常”的怪异之处。女性主义研究肯定了这一点,重要的是,学者们聚焦于文学中的疯癫现象,以便挖掘无论是过去还是现在,社会、文化、政治与人际关系方面对女性的压制(参见 Chesler,2005;Gilbert and Gubar,2000;Showalter,1987)。

在一本具有启发性、评论“文学中的疯癫现象”的论文集中,布拉尼米尔·M. 列赫尔(Branimir M. Rieger)反问道:“人们了解疯癫、暴力、谋杀、欺骗、背叛、淫欲、贪婪、孤独与抑郁的最佳途径难道不是通过阅读索福克勒斯(Sophocles)、埃斯库罗斯(Aeschylus)、莎士比亚(Shakespeare)、陀思妥耶夫斯基(Dostoyevsky)、福克纳(Faulkner)、热内(Genet)、纳博科夫(Nabakov)、博勒斯(Burroughs)、斯蒂夫·金(Stephen King)等人的作品吗?”(Rieger,1994,第 5 页)作者敏锐地断言,文学提供了一种相当全面而独特地洞察人类境遇的方式,其他如临床心得则无法与文学相比。还有一位名叫莉莲·费德尔(Lillian Feder)的学者,曾于1980年出版一本书,她从历史文化角度研究自狄奥尼索斯(Dionysus)、莎士比亚到西尔维娅·普拉斯(Sylvia Plath)的文学作品。作者认为,“文学中的疯癫类似于日常生活中的疯癫,是内心长期难以名状的威胁,是人类未知世界的尽头”(第4页)。对费德尔来说,若想解读文学中的疯癫人物,必须依靠其语言,因为人物的言语符号、戏剧性符号和叙事性符号都能传达人物所描述与揭露而自身却没有意识到的变化过程(第9页)。临床心得或案例研究虽然以叙事的形式记录一段独特的疯癫经历,但是却是在同一诊断框架下描述,而文学文本则充满想象、别具匠心地呈现个体在认知、情感与内心世界方面的独特性。这反过来也提醒我们,尽管常见诊断系统中有诊断书写统一化倾向,但是并没有“模式化”的疯癫体验。疾病谱否认人类的能动性与自主性,而文学却要将它们呈现出来。就我们提议的健康人文学应倚重的核心原则来讲,我们所需的是心理健康大众化。文学对疯癫的刻画体现包容与排他双重性——心理健康描述个体化,大量的个体、护理人员或“他人”对痛苦与疾病的见解并不依赖于医学经验,相反,他们却提供了一些更具开放性、更非等级式、更个性化的阐释与看法。

有一些文学学者挖掘人物特定的精神障碍,例如,研究《哈姆雷特》中人物的抑郁带有痴迷性特征(Shaw,2002),或研究范围更宽泛些的,对当代小说与文化的研究,例如,蒂莫西·梅勒(Timothy Melley,2000)或帕特里克·奥唐奈(Patrick O'Donnell)对多疑症的研究。奥唐奈饶有兴趣地指出:

当代叙事中展示的多疑症可以进一步理解为是后现代疾病多方面矛盾交织的产物，是反复无常、完全不可理喻的力比多与力量相当的人格商品化抗争的结果：这种矛盾既来自于个体主体身份的形成，也依附于民族、政治机构这样的集体主体(2000，第14页)。

个体身份与来自集体意识的压力之间产生张力，造成的结果为多疑症不再是“普遍典型的个体病理疾病”，而是“集体身份的症状表现”(O’Donnell，2000，第14页)。从让·布什亚(Jean Baudrillard，1983)到弗雷德里克·詹姆逊(Fredric Jameson，1991)，奥唐奈与这些众多后现代理论家观点相同，他们基本上都认为，精神错乱是对现代性的最好概括，也是最佳体验。在研究了20世纪后半叶一些思想家的作品，包括布莱特·伊斯顿·埃利斯(Bret Easton Ellis)的小说后，安吉拉·伍兹(Angela Woods)深入而精彩地分析了人格分裂后的不同人格及其表现行为如何逐步成为战后现代生活的隐喻——进一步探讨她对一系列小说的分析可以对健康人文学予以补充，十分有趣(Woods，2011)。因此，正如弗尔曼、梅勒与奥唐奈所示，疯癫文学除了告诉我们个体在心理健康与疾病方面的体验外，还告诉我们众多于某一特定时期文化与社会(在医学、健康与其他方面的)的期望、理解、信仰与价值观，它们肯定一些现象为“疯癫”，而否定另一些。这也正是路易斯·萨斯(Louis Sass)在他1992年出版的名著《疯癫与现代主义：当代艺术、文学与思想之光下的精神错乱》(*Madness and Modernism: Insanity in the Light of Modern Art, Literature and Thought*)所深入挖掘的主题思想。

同弗兰克与霍金斯类似,伊芙琳·凯特尔(Evelyne Keitel)提供了一种被其称之为“心理病志”(psychopathographies)的解读方式,引人入胜。这些心理病志从不同角度聚焦于疯癫现象,“首先,利用从阅读当代文学作品中培养的阅读习惯来解读心理病志,接着暗中破坏这种习惯,最后阻挠这种习惯”(1989,第14页)。凯特尔建议,在阅读疯癫小说之类的亚流派文本时,“要建立真空,心理病志在真空中可获得特殊的阅读效果”(1989,第14页)。对她而言,从对读者产生的影响就可以区别心理病志文本与普通病志文本——读者对心理病志文本中描述的精神错乱并不陌生,但是却会陷入“阅读有关精神错乱的故事变为解析精神错乱”的状态中(第118页,也可参看Baker et al. 2010,第24~26页)。凯特尔认为,心理病志在“处理疾病体验时摈弃了语言表征”,当然,“文学作品处理精神错乱主题采用的文学策略不是,或至少不全是因主题不熟悉与陌生”而标注为“用未知密码交流传递生僻晦涩的内容”(第14页)。她认为,恰恰相反,“心理病志借助部分基于文学语境的文本策略,以及从阅读其他当代文本中获取的阅读经验,来增强阅读效果”(第14页)。凯特尔随后发展了颇有说服力的读者反应批评理论,她聚焦于不同的心理病志,就读者对它们的熟悉度以及阅读理解它们的方式与传统阅读理解习惯之间产生的差距来探索每一种心理病志对读者产生的影响。

凯特尔从事的工作很有趣,我们通过挖掘一些典型的后现代派作家的文学文本还可以更进一步推进她的研究,因为这些文学文本无论在内容上还是形式上都相当癫狂(psychoticisation)(倘若认为它们是传统意义上的叙事则很有挑战性)(Baker et al.,2010,第165页)。让我们把目光从凯特尔转向一些后现代派作家,例如,凯西·阿克(Kathy Acker)、威廉·S. 博勒斯(William S. Burroughs)、菲利普·K. 迪克(Philip K. Dick)等,他们采用有别于传统而非"未知"的文本符码与策略书写"生僻晦涩"的内容,读者需要用心阅读来培养新的文本阐释技能。这些带有浓厚后现代色彩的描写精神错乱的文本同凯特尔研究的心理病志不同,它们扭曲了语言与叙事形式,缺乏线性叙事,语境与内容也混乱不堪。后现代派作家们探索的是断裂的、碎片化的个体生存方式,而不是根据诊断标准来描述临床可诊断的精神错乱(参考 Baker et al.,2010,第6章)。如果我们根据弗尔曼的说法,就可以采用与临床相关的方式对待心理病志这类亚流派作品——描写精神错乱之文本的阅读功能。弗尔曼提出,"尽管谈论疯癫并非话语疯癫(不是严格意义上在说疯话),然而这些文本中仍有一个疯癫在发声,这个疯癫是用语言表现出来的,说话的主体无法承担这个角色"(1985,第252页)。但是,描写精神错乱的文本既不是话语疯癫也不是谈论疯癫,而是把"发声的疯癫"书写入不稳定的叙事文本结构中——在这些小说中,主体穿越疯癫在疯癫中说话。剖析、诠释此类文本,关注这种不熟悉的体验,可以提升相关临床技能,让人不仅能听到精神失常的声音,而且还能解释其中丰富多彩的思想、情感与信仰,而这对于那些没有经历过精神失常的人来说则可能会感到陌生。此处所指的临床价值或许"只能"让读者间接体验混乱或焦虑。解读描写精神错乱的文本可提升围绕精神错乱话题的有别以往的阐释与沟通技能——在混乱中感受细微差别或主题思想，承认自体或自我断裂，识别陌生并对之意义建构。由于篇幅有限，无法就此进一步拓展——事实上，该主题很有价值，需要深入研究——但是文学的临床实用价值已被多方展示，本章接下来将讨论文学与健康。

卫生保健教育与实践中的文学

小说中对疯癫现象的描述吸引了执业护士与医生的目光，他们借助文学分析，探讨精神病患者人物形象刻画如何让读者深入了解疯癫体验，因为这同临床教科书中对精神病的描述截然不同却又互为补充(Clarke，2009；Oyebode，2009)。无论是莎士比亚的《哈姆雷特》(*Hamlet*)或《李尔王》(*King Lear*)、还是当代作品，例如，帕特里克·麦格拉斯(Patrick McGrath)在《蜘蛛梦魇》(*Spider*)(1990)中对偏执狂与精神错乱的精彩描写，杰弗里·尤金尼德斯(Jeffrey Eugenides)在发人深思的奇特小说《处女之死》(*The Virgin Suicides*)(1993)中对青少年自杀现象的分析，或者迈克尔·伊格内修斯(Michael Ignatieff)在《瘢痕组织》(*Scar Tissue*)中对记忆丧失与日常看护的角色探讨，文学作品都可以为可能不熟悉这些经历的读者提供了解它们的渠道。读者沉湎于文学的原因之一在于，他们有机会看到事物的内在，或者遇到与众不同的事物，将其作为消遣，或者获得对新事物的感觉，习得或培养移情能力。诺丁汉大学新近创建的疯癫文学网(www.

madnessandliterature.org)为读者提供了一个聚焦于疯癫现象的小说与自传数据库。这里有各种病志文学,主要描述疯癫现象,例如,威廉·斯蒂伦(William Styron)精彩绝伦的《黑暗昭昭》(*Darkness Visible*)(1990)、伊丽莎白·伍兹(Elizabeth Wurtzel)的《我的忧郁青春》(*Prozac Nation*)(1994)等自传能让读者深入洞察严重抑郁引发的情感痛苦。还有一些半自传半虚构类叙事文本,例如,西尔维娅·普拉斯(Sylvia Plath)的《钟形罩》(*The Bell Jar*)(1963)与珍妮特·弗雷姆(Janet Frame)的《水中脸》(*Faces in the Water*)(1961),两者均以追忆手法探讨严重抑郁与精神错乱的人生体验,在以临床为中心话题的小说心理病志中它们的位置相当突出。下一章还会简要探讨与癌症相关的病志以及其他疾病和健康叙事。

一些人在心理健康方面有直接生活经验,近来,他们的叙事被认为是有效的重要依据,用以研究变异心理以及痛苦、害怕、焦虑、病态欣快、异常经历等生活体验——此类独特叙事已经开始结集出版(Baker et al.,2013;Cordle et al.,2011;Grant et al,. 2011,2013;Read and Reynolds,1996)。然而,这类在某些领域被认为重要的故事集却没有被要求像研究精神病学教科书那样进行研读,该现象说明,在心理健康与疾病方面所谓的"客观"知识还是优先于独特的主观描述。从医生角度进一步讲述"患者"的故事集长期以来受到读者的欢迎,因为这些叙事二次重述患病与诊疗过程,描述医生的权威及患者的被动无奈(Sacks,1985;Yalom,1989)。盖尔·A. 豪恩斯丁(Gail A. Hornstein)的近作《艾格尼丝的夹克》(*Agnes's Jacket*)讲述了一名精神病患者艾格尼丝·里克特(Agnes Richter)把一本自传编织进夹克的故事。作者用那些从同伴中获得扶持、并自我界定为心理健康康复之人的语言来讲述他们的故事,这本引人入胜的故事集结合文学叙事,对在心理健康看护方面失衡又过时的医患关系能起到积极的修复作用(Hornstein,2012)。

人们对文学与人文在医学教育中的应用开展了大量的学术研究,业已成为医学教育持续发展的一部分(Beveridge,2003;Evans,2003;Greenhalgh and Hurwitz,1998;Oyebode,2009;Tischler,2010)。贝弗里奇(Beveridge)概述了文学对精神病学的价值,他指出,相对临床教科书而言,文学可以提供对精神病更个性化、更深入的关乎人类生存的理解,进而提升读者的移情能力与反应能力(2003,第385页)。然而,在临床教育中运用文学时,有人认为,文学充其量不过是一个令人愉悦的有效补充,而非临床教育中举足轻重的一环。贝弗里奇概括了文学补充说的反方观点并对此加以阐释,例如,认为人文与临床实践无关的想法,解读心理健康方面的文学作品并非“经验替代”这一普遍心理(2003,第385页)。斯泰姆普希(Stempsey,1999)也对人文与哲学教学是否自动提升未来医生的人性与慈悲心怀产生质疑。尽管如此,还是有越来越多的人研究基于人文的因素在教育其他健康从业人员如护士方面所体现的价值,人们依然承认,在经济紧缩期,我们需要创造性地思考解决健康与卫生保健问题的方法(Crawford and Baker,2009;McKie and Gass,2001;Slade et al.,2008)。

虽然怀特海德告诫我们,不要“把文学桎梏于现存问题,认为移情能力是医生应该掌握的另一项技能,”而应该“把临床诊断与文学阅读富有成效地结合到一起,形成未必稳定,但却是重要的阐释实践模式”(2014,第116页),然而,在临床教育中,创意资源可以促进创意性反思。事实上,对所有医疗服务人员而言,在需要日常护理人员与互助小组帮助的情况下——临床诊断只占临床实践的一小部分——文学解读不仅可提升(移情方面的)沟通与解释能力,而且也提升个体叙述自身经历、症状、担忧与害怕时的阐释能力。人们并非总是线性或连贯叙事,所以临床接诊医患双赢的艺术就在于(虽然双方各自要实现的总体目标不同),在倾听患者总是抱怨医生没有得出明确诊断,也没有制订照护计划、评估风险或检查症状时,能把患者讲述的故事各部分组合成一个连贯的整体。

将文学运用到临床教育教学中有两大核心功能。文学——尤其是第一人称疾病叙事,也可以是其他人称叙事的小说、诗歌、散文、反思性片段等——可以促进学生思考个体经验。临床教科书往往注重描述人们在心理健康方面的各种表象而不涉及实质内容(Crawford and Baker,2009;Tischler,2010,第3页)。奥耶博得认为,“艺术与人文为精神病治疗所做的贡献就是强化了主体的重要性”(Oyebode,2009,第ⅷ页)——这一点在所有卫生保健就医过程中当然至关重要。一个人与另一个人即使他们的诊断、血检或扫描结果一模一样,但是诊疗过程:疾病得以自愈、缓解或重新适应长期挑战却往往不尽相同。如果有临床医师认为,所有诊断结果相同的人,比如患有肠癌的人,其疾病体验也相同,那么他真是一名糟糕的医生。这话可能说得有些多余,然而,我们经常发现接受临床执业资格培训的学生(保罗·克劳福德与查理·贝克教授的心理健康护理专业的学生,还有维多利亚·蒂施勒与布赖恩·布朗教授的医学和心理学专业学生)普遍喜欢,甚或依赖于医疗笔记、交接班记录与教科书中的公式化表述等"客观性"报告,即他们认为是有关某些疾病的"知识",而患者个体描述或体验被认为或许重要,但却居于次位,虚构的描述与他们的临床实践相差甚远。学生们有时怀疑主观性描述,他们认为,倘若有人在心理健康方面出现问题,或者有人因生理疾病或麻醉而导致其神智混乱,那么这些患者的描述就会有失偏颇,知觉有些不可靠。文学提倡并提醒着人们倾听、听到与珍视他人经验的重要性(这一点常被忽视),即使这些经验并非来自对客观真实事件的描述,但它们对于培养医患关系却至关重要,而且它们也是个体与各类卫生保健从业人员打交道得以发展和涉及的多层次叙事中最重要的因素。给予个体围绕"疾病"讲述、构思、阐释与描绘生活的特权是叙事医学的基础,也是叙事护理与叙事卫生保健的根基(Charon,2006b;Hamkins,2014;Kleinman,1998)。

在临床教育教学中运用文学的另一个核心功能是:通过叙事能够促进学生反思自己的价值观、生活经验、期望、假设与知识基础。反思能力是能够有效开展医学实践的重要因素,也在学生建构自我意识、自我效能与培养复原力方面发挥着重要作用(Atkins and Murphy,1993;Hannigan,2001)。通过文学反思性探讨人们的主观经历、态度、临床处置时的判断、特定诊断、人们之前遇到的有效(与无效)的反应与回应等,都突出了个体治疗过程的唯一性与独特性,这反过来也弥补了有可能症状描述单一与诊断固化的情况。经济紧缩措施给临床带来了压力,在人手不足、压力重重的环境中,“看护”没有“成本节约”与“效益”重要,而文学可以在两者间起到缓冲作用。阅读叙事进行反思,是通过一个安全媒介来探索具有潜在挑战性的个体的情感反应与价值观,反思叙事反过来又邀请个体创造故事,创造性地重述个体与临床体验。教师、指导者或引导者在听到这些创造性反思后,能够随之反馈倾听叙事时所需的倾听技能,这样,反思性实践活动可以持续循环,参与叙事的技能也因而得以不断提升。

就文学如何应用于临床教育与继续职业发展中,我们来举一个例子。几乎所有医学专业人员都会接诊到自残者——即出于各种原因,人们伤害自身或让自己生病,而这种伤害或患病并非意外造成。积极有效地回应自残行为具有一定的挑战性,会受到指责,并引发焦虑,但是,叙事特别有助于学生与医学专业人员在见证或发现有人自残时,反思自身的情感反应。

通过故事对心理健康护理专业学生开展自残教学

——查理·贝克的教学经历

心理健康护理专业的学生经常告诉我,他们会听到别人对自残人群的消极反应——人们关注的焦点是自残行为,有时是自残造成的伤害,而不是非常独特的个体原因、自残传递的意义与情感经历这些复杂的情况。他们告诉我,工作人员建议他们最好不要问自残者关于自残的问题,但是他们却又无法给自残找到一个除了"博得眼球"外的合理解释。我用一些自传体叙事,例如,卡洛琳·卡特维尔(Caroline Kettlewell)的《骗局》(*Skin Game*)(1999)、苏珊娜·凯尔森(Susanna Kaysen)的《移魂女郎》(*Girl, Interrupted*)(1993)、还有我最近与多名有自残直接生活经验的人合作编辑的丛书(Baker et al.,2013)以及一些像丽贝卡·雷(Rebecca Ray)的《特定年龄》(*A Certain Age*)(1998)之类的虚构文本,以便鼓励学生思考表象背后隐藏的情感与心理伤痛,推敲人们是怎样一步一步走到认为自残是解决强烈情感或创伤经历的唯一可行途径,考虑任何忽视自残行为背后的个体的解决方案可能会造成彻底丧失人性的后果。这些文本类型不同的故事可以让学生一方面思考自己的价值观,另一方面用批判性反思态度质疑医疗对"自残"的公式化描述(例如,给"自残"贴上"人格障碍"的标签),还可以让他们记住要优先考虑自残行为个体,他们的痛苦、优势、经历,以及他们时常讲述的关于生存与复原的惊人故事,而不是自残造成的伤口或自残诊断。自残教学相应地颠覆了学生们遇到的医学主流话语,希望这有助于他们在未来更有同理心与同情心,更具批判态度。

叙事鼓励人们反思性探索对自残行为不同的个体反应和专业反应——对疏漏谬误之处的焦虑与害怕;对有人尽管得到帮助却没有"感觉好转"的无助感或沮丧感;有助或无助的不同专业应对;有助于鼓励共情护理的"倘若你能……"场景设想等。

临床实践与研究中的故事

倾听人们讲述自身经历、所做阐释、他们的各种关系、轻重缓急之事、情感与生命故事时，能予以尊重、珍视与回应，这是跨越了所有学科的卫生保健实践的基础。有反思能力才能消化吸收他人的情感经历，进而产生有效回应，所以在临床教育中培养反思能力是未来批判性、有效性与反思性实践的根本(Atkins and Murphy，1993；Hannigan，2001)。听到——不仅仅是倾听特定细节以便制订护理计划、评估风险或做出诊断，而是听到更广阔的叙事——个体描述自我所患疾病及围绕疾病的生活，对于能为他们提供合乎 职业道德、充满人性的有效医疗服务至关重要(Charon，2006b；Greenhalgh and Hurwitz，1998；Kleinman，1988b)，这也是著名的叙事医学的创立原则。叙事医学鼓励临床医师除了对围绕疾病及疾病之外的生活感兴趣外，还应具有一定的叙事能力，以便有效地阐释、理解、反思人们的经历以及人们与自身所患疾病的关系(Frank，1995)。卡伦认为：

> 非叙事知识试图跨越特殊性来阐明普遍性；而叙事知识则密切关注努力克服生存环境压力的个体人类，试图通过揭示特殊性来阐明人类生存状况的普遍现象(2006b，第 9 页)。

因此，关注个体可以告诉我们更多有关集体的故事。卡伦指出，在医学和卫生保健培训中，没有事先“培养学生下列能力：尊重多方观点、通过调节可以解决对抗、识别并留心那些矛盾的权威消息”(2006b,第8页),却期望他们在未来的工作中就服务设计、资源分配与伦理治疗这些错综复杂的情况进行必要的讨论,那是不现实的。这些能力可以通过关注叙事结构、叙事描写以及叙事再现得以培养。文学学者在运用与审视文本过程中揭示的叙事核心特征,即关注叙事的“时间性、独特性、因果性/偶发性、主体间性与伦理性”对基于叙事的临床实践至关重要(Charon,2006b,第39页)。卡伦借用著名文学评论家乔纳森·卡勒(Jonathan Culler)作品中的话指出,“我们对疾病的‘解读’发生在身体表面及皮肤下的病理生理结构层面;而我们对患者话语的解读则发生在语言的明显含义及临床/个人陈述背后的言外之意层面上”;叙事医学的目的不是教授未来医生成为文学理论家,而是为了让他们“就像读者阅读文本一样来阅读看透自己……我们想要训练他们具备打开患者故事的能力,以便做到细致入微的诠释与欣赏”(2006b,第109~110页)。卡伦开展的“平行病历”书写教学方法清楚地显示,学生重写患者的故事如何反映他们在实践中运用这些技能。他们学会的不是反思医院记录病情时所用的中性化科学语言,而是反思自身以及患者的情感反应。也就是说,学生现在关注人的独特性、主观性、情绪与情感,之后他们才能长期关注个体,而非肿瘤、高血压、贫血或明显奇特的信仰;关注人,而非疾病。近来,研究者们公布了一些鼓励学生书写自我病志的研究情况(Hwang et al.,2013)。有趣的是,他们借助前面提到的霍金斯1993年版的叙事模式来分析这些病志,结果发现,“书写疾病经历能使学生更好地理解患者的体验,在自我理解中成长”(Hwang et al.,2013,第 155 页)。

包括卡伦编写的书在内的叙事医学丛书偏重于研究生理疾病体验以及更常见的心理疾病体验,如压力。这可能是因为精神卫生从业人员的叙事能力被视为他们必备的能力——他们的叙事实践全部都集中于倾听以及阐释他们听到的故事。汉姆金(Hamkins)认为,精神病叙事疗法无需替代药物或正规心理疗法,但是两者可以形成一种连接与增效的治疗关系,先聚焦于个体的优势与坚强,而非其疾病或“缺陷”。汉姆金不仅展示了她在精神病叙事疗法方面的实践活动,而且也不断提供了患者的反思,在治疗过程中,双方实现互惠互赢。她写道,“在实施精神病叙事疗法的过程中,我一方面重视患者生命中关于丧失、折磨、冲突、忽视或虐待的故事,另一方面还寻求他们关于快乐、联系、亲密、坚守与成功的故事,因为后者是他们的人生财富。我们不认定某个故事必为失败的故事,而是共同合作创造一个成功的故事,以便解决问题,无论这些成功是多么微小”(Hamkins,2014,第 50 页)。叙事医学关注患者个体如何经历、面对、度过疾病或与疾病相伴,同样,汉姆金的精神病叙事疗法也将关注点从失调、疾病、混乱转为个体的力量、才智与生存。这为精神病治疗提供了新的治疗前景,可用于治疗经历各不相同的精神病患者,并应用于不同临床学科。当然,叙事疗法与治疗中运用故事讲述是一种心理治疗实践(Crawford et al.,2004)——汉姆金的不同之处在于,在她参与的所有精神病治疗实践中,她侧重于倾听与陪同,帮助人们重写自我故事,并发现隐藏在消耗自体生命的精神痛苦背后的生存故事。

叙事疗法除了应用于卫生保健实践外，也在以健康为中心的研究工作中发挥作用，护理研究就是常见的例子（Bold，2012；Frid et al.，2000；Holloway and Freshwater，2007a，2007b；Overcash，2004；Riessman，2002；Sandelowski，1991）。此类研究通过文学策略与读物来培养、影响或分析一些人的叙事，这些人曾患过病、得到看护、就过诊、住过院、面临过死亡或经历过由于身心疾病而引起的长期调适过程。因为研究的目的不是为了证实一项假设或检验一种治疗方法优于另一种，所以显然缺乏“科学”的严谨性，这也就意味着，在循证实践等级大家庭中，叙事研究的地位不是随机对照实验类的“父类”级别，而是降了两级的第三级别的表兄类。这一点在如英国国家卫生医疗质量标准署（NICE）制定的指南上十分凸显。出于各种原因，指南蜻蜓点水般列出一些叙事服务对象的观点而不是深度关注他们的经历。叙事疗法研究可以聚焦于叙事的时间性、叙事的因果性、个体体验、诊断或疾病所涉及的情感因素、护士或卫生保健专业人士的角色作用、或者（也许更常见的是）研究一些特殊群体，例如，患有乳腺癌的女性或生殖泌尿有问题的年轻人，他们的叙事中自然而然浮现的叙事主题（Holloway and Freshwater，2007b）。弗里德（Frid）等人认为，在护理研究中，“值得关注的是，要承认护理知识发展中叙事的阐释性、时间性、行动导向性与伦理性等维度”（2000，第701页）——珍视故事中的文学元素形成了另一条获取主观知识的途径，这对于计划与实施人文关怀很重要。霍洛威与弗雷什沃特（Holloway and Freshwater）经过进一步研究，揭示了参与研究过程本身对于研究对象的价值:通过“故事”,“研究对象在未被研究者‘打破’或中断的情况下,逐渐理解自己的经历,接受自己的行为,并与他人分享自己的情感体验”(2007a,第703页)。由此,对叙事与健康的探索经过一番周折又回到了原初,回到了病志对个体及群体所体现的价值。

文学、阅读与健康

若说阅读可以成为一项有益健康的活动,似乎有些言不由衷,因为任何一位书籍爱好者都会证实,阅读让人放松身心、振奋精神、充满教意、愉悦心情并抚慰心灵(The Telegraph,2009)。人们正在深入开展阅读用于治疗方面的研究工作,或者在非传统领域发表了阅读有益健康的文章,结论虽未得到确切证实,但有趣的是,人们都强烈支持该结论,不过阅读用于治疗还是个新开发的研究领域。当我们谈论阅读有益于健康出过问题的人、其日常护理人员、与医学有关的专业人员(如护工)时,表明阅读在健康人文中的应用范围巨大——所有人都可以受益于阅读,把它作为治疗方法,也可以把它作为传递同理心、知识与理解的工具,这一点前面已深入探讨过。另外,小组阅读活动,无论是在早已常见的图书馆环境中组织的,还是针对特定人群或经历相似人群组织的,都可能既节约成本又让人从中获益。阅读治疗在以下方面发挥的作用潜力巨大:促进社会融合与包容、共享群体认识、通过创意阅读实现共同康复(指的是专业人士与他们照顾的人,如“患者”及其护理人员,大家共同从阅读文本引发的彼此观点中获益)。虽然目前已有证据不足以说明阅读疗法在这些方面发挥作用,但是阅读疗法前途一片光明。

有大量的证据证明,阅读疗法与自助认知行为疗法对人的健康既有益又有效(Floyd,2003;Frieswijk et al.,2006;Jamison and Scogin,1995;Williams,2001)。同样,在英国,“处方之书”(BOP)计划已然成为英格兰与威尔士所有图书馆的一大特色(Hicks,2006;Hicks et al.,2010)。尼尔·弗鲁德(Neil Frude)教授研发的这项计划还包括一名全科医生或其他健康专业人员,他们从专业制定的书单中选出一本认知行为疗法自助书给患者,作为对中轻度心理健康疾病,例如轻微焦虑或抑郁的辅助性或替代性治疗——书可以从患者所在地的图书馆获取(Frude,2004)。国家卫生医疗质量标准署2004年颁布的指南针对焦虑及相关心理紊乱推荐阅读疗法,用以治疗中轻度心理疾病,证据显示处方之书计划值得开展,大有助益(Chamberlain et al.,2008)。

希克斯(Hicks)及其他研究人员的研究表明,由于图书馆是一个中立的社区空间,所以很适合更有效地开展此类计划(Hicks et al.,2010),提升社会包容性,支持社会关系进一步发展(Anton,2010)。在图书馆以及类似公共空间进行艺术干预治疗活动已证明对老年人有益(Aldridge and Dutton,2009)。图书馆也普遍提倡其他一些阅读疗法,例如阅读小组活动、“提振心情书籍”计划(国家阅读协会,2012)等(Hicks et al.,2010)。提振心情书籍计划中的书目清单既针对年轻人,也针对护理人员,该计划指出,成为日常护理人员能带来难以置信的挑战与回报(参见第8章A的经历——案例研究8.1)。“习惯阅读”计划已证实,小组阅读创意性文本可以产生社会效益、提升健康水平(Davis et al.,2008;Hodge et al.,2007)。该计划包括大声朗读文本,让文化水平不高的人参与进来,唤起人们对童年时光的回忆等,这对所有孩子而言是一项令人舒缓、极为有益的活动(Duursma et al.,2008)。

独自或小组阅读可以作为一种令人放松的逃避方式或自我导向疗法。非常有必要进一步研究该领域,以此来探讨一系列领域——部分原因是为了随之向政策制定者与基金赞助者证明,阅读既至关重要又节约成本。阅读过程本身有助于我们思考下列问题:这种阅读材料或阅读行为能使人放松吗?阅读对心情、焦虑、血压、心率等健康幸福方面的益处是什么?小组阅读比独自阅读更能提升社会资本并改善健康状况吗?在住院患者与门诊患者中开展小组阅读活动能改善患者(比如接受心理治疗的患者、接受慢性疼痛治疗的患者或接受化疗的患者)的状况吗?专业人士与他们照护的对象之间开展阅读体验是否有可能达到共同康复?这种互惠形式是怎样打破传统分层级护理的?大量证据显示,阅读具有治疗与改善健康状况的潜在可能性。

小结

总部设在美国的《文学与医学》(*Literature and Medicine*)杂志自 1982 年创刊以来,其编辑出版一直成功延续至今,还有《医学人文杂志》(*Journal of Medical Humanities*)、《医学人文》(*Medical Humanities*)中以文学为焦点发表的一系列论文,这些都证实了人们对文学中的疾病、健康、死亡、伤残、生存等话题有着持久的学术兴趣。卡伦指出,“在过去的25年间,该领域的发展令人印象深刻,这也证实了文学对医学做出了紧要而及时的贡献,它给医学生和医生提供了实现有效医疗必需的叙事技巧,也提供给了他们故事,这些故事与人类赋予疾病的各种意义产生共鸣”(2000,第23页)。与女性主义、殖民主义、文学多样性、语言、相互关系、爱情、性欲、死亡等各种文学研究兴趣类似,病志主义(pathographism)是一种文学现象与流派,作为独立门类,值得研究,但是其研究范围不只囿于对一些经典文本或文集进行文学学术性阐释,或者评价某人病志书写意义建构的价值。如本章前面所示,过去的大约20年间,人们对临床教育与实践中的叙事、文学及叙事能力所体现的价值而进行的研究呈持续增长态势——针对人类的体力与耐力、生存与失败这些极限考验经历,研究文学能告诉我们什么;研究文学如何鼓励、培养及促进临床医师与医学生的人文能力、移情能力与反思能力。随着医学焦点从把患者视为一个有机体、一个症状集合体、一个综合征或一个诊断,转移为将其视作自发积极参与护理的合作者,文学摆脱并超越了生物医学凝视,告诉我们许多患者的生存体验。文学提醒我们同情心、全人健康、倾听与听到、个人主义的价值,也提醒我们疾病打扰健康并带入生活的混乱所体现的价值,它是进行自我反思的宝贵工具,也可能是提供解决医患关系的各种技能与素材的锦囊。当然,医患关系体现方式多种多样——从每天日间在诊疗室照顾新患者的医学实习生,到在每个患者身上花费10分钟的全科医师,再到花费数年时间帮助一位患者的心理治疗师——所有这些人都可以用不同方式借助于文学。讲述故事与阅读由此改编的文学作品可以拯救受伤严重的灵魂、遭受创伤的疗愈师与护理人员,还可以帮助对创伤感兴趣的观察者。故事讲述永不停息——它们独一无二——就像人们会继续经历诞生、体验生活、面临疾病、遭遇死亡一样。

4. 叙事与应用语言学

在第3章,我们曾谈及小说叙事与传记叙事如何在健康人文学中发挥作用。本章我们将进一步探讨叙事,思考叙事怎样影响并帮助我们阐释疾病体验,以及叙事方法在支持我们创造真正意义上的人道主义卫生保健时所体现的价值。

近几十年来,在卫生保健研究与实践方面,叙事医学与叙事转向逐渐占有一席之地,不过可以肯定的是,叙事与医疗相结合渊源已久。20世纪80—90年代,叙事在医学、护理学及相关疗法,例如作业疗法、心理疗法、甚至物理疗法等方面出现复兴。然而,这只是复兴,而不是从零开始。20世纪后期出现的叙事转向是对早在百年前就已开始的运动的回应。1869年,"法国治疗学复兴领袖"(Karkabi and Castel, 2013,第356页)、内科医生阿曼德·陶瑟(Armand Trousseau)出版了一本有关临床医学与治疗学方面的教科书,在书中他坚称,要在医学中体现科学与艺术的结合,并写道,"……每一门科学在某些点上都会触碰到艺术,每一门艺术也都有其科学的一面;最糟糕的科学家不懂艺术,最糟糕的艺术家不懂科学"(1869,第40页)。同样,威廉姆·奥斯勒(William Osler)医生在一次以英国古典协会主席身份演讲时说,"现在,协会的人为整个社会所做贡献犹如甲状腺在人体内所起作用,人文就是荷尔蒙"(1920,第26页)。奥斯勒被认为是最早提出"倾听你的患者:他正在给你讲述诊断方案",他深信,患者的讲述对医学教育与医疗诊断均有意义,他也相信艺术与人文在医学中体现的价值,以及艺术在加深同情心与同理心方面发挥的作用。我们在第 3 章曾提及丽塔·卡伦,她在 20 世纪后期推动了上述卫生保健领域中疗愈艺术的发展,丽塔·卡伦说:

> 医生在科学能力提高的同时,还需要另一种能力:能倾听患者叙事,领会与尊重故事的意义,被故事所感动,从而代表患者利益行事,这种能力就是叙事能力,即一种人类用来吸收、阐释、回应故事的能力……它让医生在医学实践的同时,能够与患者共情、反思医疗、充满职业精神并诚信待人。这样的医学称之为叙事医学。(Charon,2001,第 1897 页)

简单地说,叙事就是人们讲述他们的生活故事(Gray et al.,2005);或者如普林斯所言,“一个或多个真实或虚构事件的表述……”(Prince,1991,第 58 页)。有人认为该定义不完整,一个文本应该至少描述两个事件,才能称为叙事(Barthes,1982;Rimmon-Kenan,2002)。弗里奇等人(Frid et al.,2000)补充了视角的重要性,以便区分叙事与故事。“叙事是叙述者讲述所经历的事件”,故事讲述“不是叙述者,而是由他人重复讲述或阅读故事”(第 695 页)。帕里与伊娃(Paley and Eva,2005,第 86 页)进一步补充道:

> 我们认为,叙事所需的是因果缘由,某件事随着另一件事的发生接踵而至的意义所在。我们这样说是肯定另一组评论家的观点,一个叙事除了必须涉及两个或两个以上

事件外，这些事件中的一些还必须有因果关联(Bal,1985; Richardson,1997)。

芭芭拉·赫恩斯坦·史密斯(Barbara Herrnstein Smith, 1981,第228页)界定叙事话语为“某人告诉他人发生了某事”，她强调，叙事体现说者、听者、作者与读者之间存在的某种交流关系。

在资深定性研究员诺曼·登青(Norman Denzin,1989,第37页)看来：

“叙事”就是故事，讲述了对叙事者及其听众来说很重要的序列事件。作为故事，叙事要有情节、开始、发展与结束，还要有对叙事者产生意义的内在逻辑。叙事把事件用时间与因果链串起来，每一个叙事描述的是已发生的序列事件。

近几十年来，叙事理论已被广泛应用于卫生保健领域研究，以便理解对疾病的直接体验(McLeod,2000)。越来越多的人随之相信，叙事是理解人类存在并使之充满意义的重要手段(Polkinghorne,1988)。“叙事提供了意义、语境与观察视角，从而可以理解患者的困境”(Greenhalgh and Hurwitz, 1999,第48页)。早期，人们在社科领域为叙事方法与叙事理论寻求研究基础，用以替代当时大行其道的实证主义研究方法(Sarbin,1986)。社科领域中的叙事方法研究离不开一个关键人物：杰罗姆·布鲁纳(Jerome Bruner),他曾是一位杰出的认知科学家。在后来的职业生涯中，他对叙事产生了兴趣，并主张用叙事方法替代盛行的认识世界的科学方法(Bruner,

1990)。为了揭示人们如何通过讲述的故事理解人类世界，叙事学家会关注分析故事的开始、发展与结束(Riessman, 1993)。叙事方法还鼓励我们思索人们讲述的各种故事如何会有相同元素或情节，即一个核心故事，它包含了讲述者要传递的主要信息。拉波夫与沃雷茨基(Labov and Waletzky, 1967)认为，故事要素包括点题、取向、复杂化行动、解决冲突、评价与结尾等6点。弗拉基米尔·普洛普(Vladimir Propp, 1968)在对民间故事的经典分析中，识别出一个民间故事有31个叙事元素，包括主人公离家踏上冒险之旅，受到坏人阻挠或伤害，主人公找寻并获得神奇装置或魔法助力，成功打败坏人，最后成婚，等等。上述这些方法往往把重点放在形式与结构、语言与语法上，被批评贬低了叙事本身的功能性与重要性(Priest et al., 2002)。

细节决定成败：健康与疾病经历的意义建构

早期卫生保健领域中的叙事研究往往勇于宣称叙事方法的价值，到了21世纪，研究聚焦于患有特定疾病的特定群体的叙事上。例如，辛德与格林哈尔什(Hinder and Greenhalgh, 2012)研究了糖尿病患者讲述的故事以及其他一些健康与社会问题。经分析人们在生活艰难的情况下如何讲述患有糖尿病的故事，他们才能够识别出患者经历中的共同点，或者至少识别出患者对研究者讲述故事方式的不同：

众多研究受试者谈到“平衡性”问题。他们认为，相对于这个字眼的生物医学意义(生理性自体调节),在广阔的生活空间,平衡与自我管理相关,包括控制个人压力水平,培养家庭与社会关系,实现工作与生活的平衡等。例如"平衡性"体现的一个方面,饮食带来的一时快感及社会意义同严格控制饮食所产生的滞后裨益之间的平衡(Hinder and Greenhalgh, 2012,第 8 页)。

因此,在叙事方法的启发下,研究者能从研究对象对目前生活的故事讲述中识别不同故事的共同点。维护家庭关系、照顾自己、犒劳自己以及管理糖尿病,这些生活行为有时会处于紧张对立状态,但是研究对象都不同程度地实现了它们之间的平衡。有类似这样的疾病体验并不一定能产生像传统民间故事那样有一个快乐结局的叙事。

再举一个例子,里奇与格雷(Rich and Grey,2003)指出,关注卫生保健领域中的叙事会有意想不到的收获。他们以精彩的笔触描绘美国年轻人眼中的生活世界,这些年轻人曾遭受"穿刺性暴力",即刺伤与枪伤。我们知道,虽然有大量的科学研究、医疗实践与医疗技术来治疗机体方面的伤害,但是鲜有从受害者角度来讲这意味着什么。此外,由于美国社会经济发展不均衡,种族间存有差异,很多年轻人基本或根本没有任何形式的医保来应付类似不幸,也没有从朋友或家人那里获得日常生活健康知识。美国社会经济中的弱势群体往往缺乏必要的医保,这类患者治疗起来常常比较困难,具有挑战性,他们不遵医嘱,在暴力事件再发生时,还冒着伤情反复的风险,所以这些人的住院经历可能会对他们自身产生深刻的影响。23岁的厄尔在步行去当地一家商店的路上被人刺伤，他这样描述当时的感受：

你知道吗？我当时真的没有意识到我可能会死。
在我等救护车来的时候，
我开始感到很冷、很冷，
我想我快昏倒了，
有个警察朝我说话，
就在我要跪倒时，
我听到他说："哦，他快不行了，
他快不行了。"
当时我特别害怕。（Rich and Grey，2003，第959页）

医护人员说，有些在袭击中幸存下来的年轻人把伤疤视作荣誉，说话时一副刀枪不入的样子。然而，在受伤的那一刻，尤其是在救护车到达或医治开始前，往往表现出对死亡降临的恐惧。之后，他们为应对可怕的煎熬可能在一定程度上故作镇定，但不幸发生时，他们很脆弱，对某些医护人员的人文关怀相当感激：

那个医生真好。
戴眼镜的那个医生是谁？
嗯，我到医院后，
他让我感觉好多了
因为他总是握着我的手，
不停地告诉我："坚持住。

你会没事的，

我不会让你死的。”

他只是不停地告诉我，

不停地告诉我那个。

这让我感觉好多了。

好多了。(Rich and Grey，2003，第 960 页)

里奇与格雷认为，医生的这类做法不仅可以宽慰患者，而且也可以让患者更好地应对之后住院期间要经历的复杂的介入式医治程序。医护人员在患者的“脆弱窗口期”，也就是患者受伤后数天至数周期间所起的作用，给进一步的叙事调查研究提供了重要的机会(Rich and Grey，2003，第 960 页)。例如，可以深入了解危及生命安全的受伤经历如何融入个体生命故事，如何避免与其他年轻人不断发生冲突，防止再次受伤。

危及生命安全的疾病叙事：癌症叙事

人们通过叙事已深入研究过某些健康问题与疾病，从叙事角度就曾多方面地开展过对癌症的调查。事实上，似乎癌症与癌症叙事才是疾病叙事研究的理想类型，其他疾病的叙事研究范式均借鉴于此。目前，我们对其他疾病的叙事研究开展得还不够深入，之后将对此作进一步阐释。现在，让我们来探讨一下癌症体验如何推动了疾病叙事研究的发展。亚瑟·弗兰克(Arthur Frank)的《受伤的故事讲述者》(*The*

Wounded Storyteller)(1995)是疾病叙事领域中的经典之作。在本书第三章,我们曾提过,弗兰克把人们对疾病体验的讲述划分为三种不同的类型:重获健康的叙事、陷入混乱中的叙事与探索疾病意义的叙事。

弗兰克(Frank,1995)认为,关于疾病的"重获健康的叙事"是讲述一个原来健康的个体患病、诊断、治疗直至康复的故事。患者角色具有一系列权利与义务,它们规定了患者应该如何行事,同样,健康与"幸存者"也将给他戴上道德期望的光环(Frank,2003)。例如,凯勒(Kaiser,2008)指出,在大众媒体上经常出现的癌症"幸存者"被刻画为既快乐又勇敢,他们参加各类体育活动说明了他们面对疾病时表现得异常健康与健壮。这些形象,加上"打败"或"征服"癌症的癌症幸存者存活率,都维护着疾病的医学模式,证明医学能战胜癌症,恢复人体健康(Kaiser,2008)。上述这些现象都说明了"重获健康的叙事"的广泛性。

与此相反,陷入混乱中的叙事话题主要围绕生活不会好转,无人能掌控局面而展开,尤其是患者的疾病叙事。在这类叙事中,患者会讲述一种"情感打击"的情形(Frank,1995,第101页)。在遭到医护人员拒绝或不理解他们的痛苦,或社会上他人的排斥时,这种情形可能就会出现。在陷入混乱中的叙事中,患者或许会尝试恢复对未来的预测,这通常不可能实现,而且需要患者付出代价。陷入混乱中的叙事暴露出人性的脆弱、无用与无能(Frank,1995,第97页),难以让人听下去。与叙述疾病短暂的重获健康的叙事相反的是,陷入混乱中的叙事描述患者似乎"已陷入疾病的逆流"(Frank,

1995,第115页)。

例如,在布朗与德格拉芙(Brown and De Graaf)开展的对癌症患者的研究中(2013),一名研究对象说:

桑尼(Sanne):你总是希望能活得久一些(此刻,研究对象变得情绪化了)。看,我很清楚,如果你化疗,你会好转,那你就知道为什么化疗。但是如果你没有好转呢?当然,这真的很难说。你只希望能活得更久一些。是的,然后,重要的是,你真的不知道情况进展得怎么样了……肿瘤专家也不太清楚,没有人真的知道……家庭医生不知道。我们所有人,我们都不知道!(Brown and De Graaf,2013,第550页)

此处,桑尼强调,肿瘤专家与他自己都不明白化疗显然治愈不了癌症,也很难让人充满希望。这就是弗兰克称之为"混乱"的一个例子——患者不是有序地恢复健康或改变身份。

弗兰克描述的第三类叙事是"探索疾病意义的叙事",即讲述患者接受疾病、利用现状,并认定通过疾病体验可以有所收获。因此,疾病被理解为挑战与改变自我的机会(Frank,1995,第166页)。这类叙事与重获健康的叙事不同之处在于,康复不是患者的唯一终极目标。弗兰克提出,探索疾病意义的叙事有三种变体。第一种是回忆录,回忆简单相关事件;第二种是宣言,宣告疾病暗示某种社会行为或社会改变;第三种是自我神化,描述疾病可以揭示人的命运或宿命(Frank,1995,第119~120页)。在探索疾病意义的叙事中,患者康复后仍留有疾病的痕迹—类似于传统故事中,英雄地位的建立取决于其苦难经历、赎罪等行为。常听到患者说“癌症是在我身上发生的最好的事”,然后又听到他们谈疾病如何鼓励自己重新调整生活方向、做与众不同的事情或重新审视自我价值观,这些都是探索疾病意义的叙事。弗兰克认为,倘若这是患者的主要叙事类型,我们应该对此持怀疑态度,因为疾病症状一出现就直接跳到探索疾病意义的叙事,中间没有出现明显遭受疾病折磨的叙事——他说,这个过程“界限太过分明了”(Frank,1995,第 135 页),需要进行批判性评价。

当然,弗兰克的疾病叙事分类是一种理想化的模式,任何讲述病情进展的真实生活故事很可能会涉及若干个理想化模式中的因素,此外,这些理想化模式并不能涵盖疾病如癌症故事的方方面面。当患者生存希望渺茫,“恢复健康的叙事”或“探索疾病意义的叙事”也提供不了任何解决方案时,生活中仍存有一种意义感与秩序感。何等人(Ho et al.,2013)曾对中国晚期癌症患者作过研究,结果显示,许多生活在舒适程度不足的疗养院的患者,即使前景不容乐观,致命性疾病最终可能导致他们陷入弗兰克叙事类型中的“陷入混乱中的叙事”,但是他们却在努力寻找生存的意义。像家庭生活这类琐事,他们认为极其重要。一位 82 岁的男人说:

> 现在,我生活中最快乐的事儿就是小女儿来看我。她小时候,我经常出差在外,没花多少时间陪她。那个时候,我们几乎没时间谈心或见到对方……我希望她理解我,我希望自己是个很关心她的好爸爸(Ho et al.,2013,第 962 页)。

从这儿可以看出，表面上身处绝境并不一定会导致绝望的叙述。何等人认为，就是这些不断的家庭生活故事与亲戚间的走动，才使患者带着尊严感与意义感度过生命最后的阈限阶段。

20世纪90年代，弗兰克（1995）同其他人一样尝试解决叙事医学的问题，从某种意义上讲，他试图从整体上进行处理，描绘不同类型的疾病叙事的形态与形式。与他相反的是，许多当代癌症叙述往往不强调整体情况，而聚焦于患者患病过程中的细节。举一个例子，辛丁（Sinding，2014）发表了一篇有关癌症体验的论文，研究患者想要从医护人员身上获得怎样的指导。研究对象面临的主要困境是被照料时的角色选择问题，以及他们感到压在身上的责任程度。近年来，医护人员非常重视这类患者的知情同意权，患者可以获悉不同治疗方案的风险与利益，同时也被鼓励自己做决定。在一些卫生保健管辖权限范围内，人们越来越意识到，患者在浏览那些复杂的法律规定、涉及个人条款与慈善捐助条款时，必须扮演自我照顾的健康管理者角色。辛丁曾在加拿大工作过，那儿有一家患者援助组织说：

加拿大的癌症护理体系越来越复杂，大多没有“病案管理员”或“患者代表”来帮助你管理从诊断到治疗及后续的一系列事情。因此，你可能会发现，你必须学会维护自我权利，在疾病治疗中积极同医生合作……自我权利维护意味着，在你的治疗过程中，你要发挥积极作用，以确保得到你需要的

支持与关怀(Willow Breast Cancer Support,2010,第 5 页)

虽然患者在某种程度上重视选择的价值,然而,辛丁的许多研究对象却认为,就医过程中也需要更多的医护指导,他们感觉,有时候医护人员会让他们自己独立解决问题:

然后,医生说:“我不说了,就这些,这是你要做的事,你去想一想吧。”我真的认为这不错。唯一的问题是,他没有说:“你应该在这儿找你需要的答案。”他特别……我的意思是说,你听说过外科医生缺乏同理心吧,我觉得他非常有同理心,只是,你知道,在外面的办公室有小册子,你知道乳腺癌援助服务吧,所以这方面的信息他不缺,不过要是……现在,他说的是:“你应该和别人谈一谈,”还说:“随时给我打电话。”他也这样做了。但是,你要知道,那会儿你想说:“好的,但是,比如说给我你的电话号码或陪我(到那边)散散步?”(Sinding,2014,第 64~65 页)

这是一些患者叙事中的主题,他们认为自己本想同医护人员一起多“散散步”或“一起随便走走”。除此之外,虽然他们感到被赋予了选择权,但是他们还是想就最佳抉择寻求医护人员更多的指导,换句话说,医生自己会做什么“选择”。因此,辛丁(2014)在研究了这些患者的叙事后,试图重构卫生保健领域中的患者自主权、知情同意权与家长式管理三者之间的关系。虽然现在医护人员不强迫患者采取某些特定治疗方案,而高度重视患者的自主权,这一点可以理解，然而，患者不应该感到自己被遗弃了，这同样是一个伦理问题。患者似乎需要专业人士——不仅是医生与护士，还有医院前台客服、医院技师及其他医辅人员——更大程度地理解患者的思想状态，关注患者，而不只是盯着电脑屏幕。辛丁把人们的注意力引向危及生命的疾病常常给人带来的脆弱感，以及众多医疗决策的复杂性与不确定性。她建议，如果医院员工更富同理心与同情心、更投入工作而不是提高家长式管理方式的话，或许能真正提升患者自主权的价值。

癌症的主流叙事经验并不一定适合每一个人，叙事也可以关于差异、分歧与排他。像癌症这类疾病的主流叙事——对抗疾病、打败疾病、跑马拉松、疾病改变个体做事的优先次序与生活方式、灵魂因疾病而得到净化等——不一定与每一个人的疾病体验相符。性别、种族、社会经济地位等各种因素相互交织，使得每个人的经历独一无二，也拉开了社会主流对他们所处情况了解的距离。奥德瑞·洛德（AudreLorde，1980，第 25 页）在她的回忆录《癌症期刊》（*The Cancer Journals*）中提到，她的每一样身份"黑人、女性、母亲、情人、诗人"在理解她患乳腺癌的经历中都缺一不可。因为给洛德提供医疗服务的机构与她的社会地位或意识形态倾向并不一致，洛德感到她被边缘化了，在这一医疗体系中，美貌优于健康，异性恋胜过同性恋，白人妇女地位高于黑人妇女地位。因此，洛德在书中不仅记录了她作为患者的遭遇，同时也呼吁进行医疗机构改革。该书见证了她如何在自我划分的多重身份下建构走过疾病的人生之旅。

隐性痛苦与坦然:医源性感染叙事

癌症一直以来是研究热点,所以当文献检索"癌症"、"经历"、"叙事"等词语时,会得到大量的搜索结果。然而,在患者叙事研究的大潮中,其他一些疾病的叙事研究却被忽视了,像医源性感染叙事就缺乏广泛的探讨,尤其是院内感染没有得到住院患者的高度重视。几年前,当我们着手对此深入研究时,鲜见相关文献报道。仅有的一些研究显示,患者往往强调他们渴望与医护人员进行信息交流与沟通(Burnett et al.,2010;Skyman et al.,2010),然而,这也并不总能随时如愿(Gardner and Cook,2004)。研究还显示,遭受医源性感染(HCAIs)的患者如果是在住院期间获得感染,他们就会产生一种被侵犯感或背叛感(Skyman et al.,2010)。在安德森等人(Andersson et al.,2011)的研究中,研究对象指出医院工作人员对医源性感染认识不足,并指责他们缺乏执行连贯有效的卫生程序。斯盖满等人(Skyman et al.,2010)在研究中发现,如果患者曾遭医源性感染的话,最初的疾病治疗会因为感染被取消或推迟。正如所预料的那样,遭受感染的患者远比没有遭受感染的患者更容易出现抑郁或焦虑(Tarziet al.,2001),而且前者对引发医源性感染的医疗服务失去信心,对再次住院产生恐惧(Burnett et al.,2010)。

因此,我们(Brown et al.,即将出版)实验性地访谈了一些手术中遭受部位感染的患者。值得注意的是,受访者从一开始就表现得非常坦然,他们把感染更多地归咎于感染概率高而非医院或医护人员造成：

采访者：你认为是什么原因导致你被感染？

受访者：我不知道，这是命中注定的事。我觉得感染发生在手术室，因为外科医生说："你破了我的记录，你是我第一个被感染的患者。"医生和护士都很不错，他们非常关心这件事。我认为这不是外科医生的错，事情就这么发生了，手术中，周围的细菌飞来飞去，它们选择了我。

如果患者总把手术部位感染归因于"事情就这样发生了"，他们同样也会非常坦然、镇定地接受病痛。一名受访者接受腹部手术治疗肿瘤，结果伤口因感染而无法闭合。尽管怀疑这是因为手术伤口闭合技术不佳造成的，他还是决定不投诉：

我们的大女儿当了30年的护士，她说我应该写投诉信，但是我不想坐下来写，究竟为什么要写呢？我了解的这名外科医生差不多是医院中最棒的，所以他应该知道他在做什么(Brown et al.，即将出版)。

在医疗专业知识面前投诉是无效的。将手术部位感染归咎于霉运，避免与医院怄气，这些意味着为了不打扰医院，受访者本人及其家属要忍受巨大的痛苦，承受身体功能不全的感觉。换言之，关注患者的叙事，就会深刻理解患者在生活中、在与医院打交道的过程中如何适应医源性感染引发的痛苦与失能。

在当代卫生保健领域，审视、探讨并展示患者的叙事就

是赋予患者权利。暂回到丽塔·卡伦所从事的研究,她如是说:

> 当然,越来越多的患者强调,要掌握叙事以对抗疾病,这样不仅可以表达痛苦的思想与感情,卸下心头包袱,而且从根本上来讲,是要宣称疾病虽令人不快,却是他们生活中的一部分(Charon,2001,第1901页)。

格雷(Gray et al.,2005,第73页)认为,叙事方法强调保存所讲故事而非肢解它们,这使得卫生保健领域的叙事研究“更贴近患者的实际生活”。此外,它也解决了一些具有社会政治意义的问题。人们正是通过语言才将权利关系付诸行动,“语言交流体现象征性权利关系,在这些关系中,说话者之间或他们各自所代表的群体之间的权利关系将化为行动”(Bourdieu,1991,第37页)。

共建共产——作为共同事业的叙事

到目前为止,我们一直在探讨叙事与故事,似乎它们是由患者不由自主脱口而出。然而,在实践中,医疗就诊相对来说更复杂些,对诸如病痛之处、就诊原因、医治方案应该怎样制定等问题的回答可以形成一种合力。在一问一答的亲密互动中,一副叙事图景逐渐建立起来。

因此,许多研究者青睐于采用更加细致的社会语言学研究方法,描述患者与不同医护群体之间谈话的细微之处。他们常用这种方法主要研究与患者打交道的医生同患者之间的叙事,但也有一些研究者正在研究护士及其他医疗专业群体与患者之间的叙事。柯林斯(Collins,2005)在其书中提到护理人员与糖尿病患者之间的叙事交流,有一个例子吸引了读者的目光,即护士与患者之间的交流同医生与患者之间交流存有差异。作者指出,护士与患者、医生与患者的交流以及护士、医生各自的解释方式之间有几个明显的差别。在交流的每一个环节,护士与医生在构建医疗评估以及做出相应解释方面,对患者的定位不同。当护士同患者商讨护理方案时,他们欢迎患者发表意见,对比两种可行方案(我以为我做得还算可以,但是你说我做得还不行)。患者的意见有助于使护士解释更到位,所以,这种回应可以调和患者与医护人员之间明显的歧见。对比之下,医生的解释并非来自与患者的交流,而患者对医疗的评估则遵循医生的医疗评估,因此,患者对医生的医疗评估与解释不是纠正或扩充,而是强化。总之,柯林斯(Collins,2005)认为,护士与患者之间的交流是进一步解释患者的责任与行为,而医生与患者之间的交流则是以生物医学评估技术与干预为导向。不同专业人员使用不同的语言结构:医生使用更多技术化、专业化语言,而护士使用更日常化的生活语言,说一些患者说话时曾用过的字眼。

健康与疾病故事的整体建构并不局限于医护人员与患者之间的交流。迪尤等人(Dew et al.,2014)指出,家庭成员、同事、其他熟人之间会经常谈及健康与疾病,这有助于确定叙事基调,形成阐释框架,并找出可能的补救措施与治疗方案。叙事可以通过各种途径形成,家庭成员、朋友、同事与深厚的文化皆为叙事来源。迪尤等人认为,这些讲述混合了民间医学与专业医学知识,所有受访者均用掌握的混合知识或“杂交语言”来解决健康方面的问题。

语言技巧与新证据:青少年健康问题的语料库研究方法

讨论健康问题、卫生保健问题、援助请求等不一定构成易于叙事分析的故事,但是,关注语言形式与内容对于卫生保健研究人员及从业者了解健康问题极有价值。为了说明语言分析的不同维度,我们从自己的研究中再举一例,运用语言学习与二语习得技巧来探讨卫生保健用语。我们采用的方法是系统性研究一大堆语言或语料库中的语言,以便了解诸如如何使用一种语言,如何有效利用术语,何种语言形式与文字往往组合在一起,语言可以组合成的概念等等。了解在特定语言社区中应该用什么词,它们的意思又如何,词典出版商早已意识到这一点的重要性,它也一直以来是二语习得与教学的基础。过去的几年间,我们一直在运用这种语言技巧分析卫生保健用语,并和一家网站的老板合作,为年轻人提供有关健康卫生方面的建议,网站 www.teenageheathfreak.org.uk 有很多特色项目,其中一项是在线知心大姐服务。从2004—2008 年,我们查询了由网站用户编写的 160 万词的问题语料库。这些青少年用户定期提供的数据大致真实展现了当代人关心的健康问题。我们从哈维与布朗(Harvey and Brown,2012)的书中摘选一些例子并加以分析。

为了从这些大量的语言信息中获取数据，我们制作了一个关键词列表，表明语言的主题特征。麦卡锡与汉德福德（McCarthy and Handford）界定关键词为对一个文本或多文本的“最佳定义”（2004，第174页）——在一个语言数据集中的出现率明显高于在其他语言数据集中的词语。关键词是语言表述与内容的重要指标（Seale et al.，2007），在研究健康问题的语言语料库中，也是越来越多的研究者用以识别关键主题的可靠工具（Adolphs et al.，2004；Harvey et al.，2007；Seale，2006；Seale et al.，2007）。从此方面来讲，关键词是统计学意义上的高频词，而不是通常意义上带有显著社会文化烙印的重要词语。表4.1列出了一份按不同健康主题划分、具有代表性的关键词综览。

表4.1 青少年电子邮件中按健康主题分类的关键词

主题	关键词
性健康	性、有性繁殖、阴茎、怀孕、月经、性高潮、艾滋病、不孕不育、性传播疾病、性传播感染、精子、避孕、艾滋病病毒、阴蒂、阴道、外阴、经前紧张、勃起、避孕套、手淫、男同性恋、堕胎、性爱抚、性交、处女、未带安全套、女同性恋、口交、口服避孕药、排卵、疱疹、阴道炎、衣原体感染、妊娠、月经棉塞、睾丸、外生殖器、“伟哥”、阴囊、阴唇、龟头、卵巢、包皮、“蛋蛋”、女性生殖器、双性、流产
心理健康	抑郁症、沮丧、自杀、自杀倾向、死亡、药物过量、抗抑郁药、切伤、伤口、切割、自伤、瘢痕、百忧解、悲伤、不幸、自我、伤害、手腕、成瘾、沉溺、压力、焦虑不安、注意缺陷障碍、偏执狂、发疯、精神错乱、坏脾气、哭泣、个性、焦虑

续表

主题	关键词
体重/形象	厌食症、厌食者、体重、个头、超重、脂肪、肥胖、偏瘦、极瘦、瘦、暴食症、体重指数、运动、日常饮食、千克(kilograms,kg)、卡路里
毒品/酒精	毒品、大麻制品、可卡因、海洛因、药丸、酒精、酒鬼、饮酒、亚硝酸戊酯、致幻蘑菇、大麻、强效可卡因、摇头丸、瘾君子、神志恍惚、迷幻药香烟、麻醉剂
重病	癌症、癫痫、糖尿病、炭疽
小病	粉刺、丘疹、黑头、流行性腮腺炎、疥疮、头皮屑、肠虫病、膀胱炎
药物治疗	药物、药物治疗、处方、抗生素、片剂、丸剂(pill,pills)

来源:哈维与布朗(2012,第322页)

如表4.1所示,与健康有关的最常见词语被划分为几组意义明显的内容项,表示网络用户关注的不同健康主题。虽然每一类语义区定义明确,但或多或少语义区之间会出现重叠现象。例如,身体形象、毒品、酒精都与心理健康有联系。显而易见,生殖系统健康领域产生了大量疑问,我们在别的论文中已做过详尽的探讨(Harvey et al.,2007)。现在,我们接着讨论哈维与布朗(2012)的研究,思考青少年健康反常语料库中关于自残的词语能给我们什么启发。自残现象在当今社会非常普遍,所以在这类规模的语料库中青少年讲述自残并寻求此方面的帮助不足为奇。在表4.1中,我们列出了哈维与布朗(2012)提供的数据,研究“帮助”“停止”这类有关自残行为的词语出现的频次。之所以会选择这些词语是因为它们似乎提供了识别青少年困境的线索：渴望停止自残行为以及采取不再自残的应对机制。

方框 4.1 与“帮助”“停止”常见搭配范例

- 我努力想要放弃自残，撑了五个礼拜多三天，之后失败了，我知道我让自己失望了，但是我身上发生了很多事，这让我首先想到自残，我心里的想法装得太久了，虽然从学校我得到了很多帮助，比如我有自己的导师或老师，但是，最近我开始保守秘密，继续自残，我以前一直给老师写信告诉他我的感觉是什么，但是现在有什么东西在阻止我这样做，以前我用来代替自残的办法再也不起作用了。我能做什么，我知道自己需要帮助，但自残让我不再坚强，我无法把内心那么多伤害从脑海里赶出来。请回复！！
- 我一直需要割伤自己，请帮帮我。
- 我最近又开始割伤自己，我想停下来却不能。我试着做很多别的事，我还是很焦虑，因为我只要难过，就开始想象自残，然后当我独自一人，心情还没有平静下来，我就自残，我想放弃自残。我讨厌必须把那些伤口 / 伤疤藏起来，我需要帮助。
- 我抽烟但不上瘾，抽烟让我感觉好一些，因为我容易焦虑，你有什么建议让我可以做其他什么事，我开始抽烟就是为了阻止自残。
- 安妮医生：大约一年前，我不再用小刀割伤自己，因为我已经妥善安排好我的生活了。有一天，我们家人大吵，我开始用菜刀割自己，直砍向手腕。今天，我一个朋友看到了那些刀疤，大家都认为我这样做是为了引起别人的注意，但是不管怎么说，他们的看法尤其是导致我自残的原因——这是个两难境地，帮帮忙！
- 我 5~11 岁期间受到性虐待，至今无法从阴影中走出来，我一直接受心理辅导，但不起什么作用，现在我一直是通过割伤来解决这件事。

- 我戴眼镜，别人骂我，我有姜黄色的头发，别人骂得更凶，我已经开始割手腕了，请帮帮我。
- 我一直感到沮丧，心烦意乱，我开始想吐，服用抗抑郁药，不过才1周。我在医院里住了1年治疗自残(割伤自己)，没用，甚至更糟，强迫症也加重了。我只是想快乐，不再恐慌和不安。
- 你能否帮助我治疗自残？已经有3年了，我就是停不下来，我该怎么办？你能帮我吗？谢谢你。
- 我一直在割手腕，这是我处理问题的方式。但是现在我真的不想这样做了，瘢痕太难看!！可是，我不知道该怎么停下来，我感到我得割伤自己，否则我会崩溃!!！请帮忙!!!
- 我在自残，我想获得帮助，我恨我自己自残，恶性循环啊，你能做点什么来帮助我吗？我不想和父母说。

来源：哈维与布朗(2012，第326页)

方框4.1详细列举了一些个体自残行为的例子，以及几个反复出现的新主题。例如，自残行为既是对遭受肉体与性虐待、言语欺凌及家庭巨变的回答，也是心烦意乱、意志消沉的反应。它是一种生存机制，一种缓解负面情绪的方式，或如上面有人提到的，一种试图“解决这件事”的手段，就此人的情况而言，“这件事”就是抚平性虐造成的创伤。实在的肉体伤害说明有人在割伤自己(Ross，1994，第13页)，令人不安，“我真的不想这样做了，瘢痕太难看!！”“我讨厌必须把那些伤口/伤疤藏起来”，不过，自残行为也是内心痛苦的外在体现。因此，上面的例子揭示了自残青少年无法忍受的周遭环境。虽然自残行为是一种生存机制、一种反应[哪怕多么“不适应”难以忍受的情绪上的痛苦(Favazza，1996)]，但是对于那些把自残看作有效缓解负面情绪的青少年来说，自残遗留下的伤口与瘢痕必须处理与隐藏,不让别人看见,这似乎加剧了这些年轻人的困境。上面有一个年轻人简要总结他们“处在两难境地,帮帮忙!”

令人关注的是,自残行为还可以替代其他危险行为。为了不再自残,青少年会寻求参与其他有害活动,例如吸烟。但是,割伤自我具有诱惑力,而那些替代行为相对不那么诱人,所以青少年会放弃后者而选择前者。正如一名青少年所言:“以前我用来代替自残的办法再也不起作用了。”自残的诱惑力大于其他危险行为我们通过研究青少年参与危险活动的多方面动机或许可以进一步解释这一点。一方面,若干原因可以导致自残行为,另一方面,无论是情感释放还是表达(比如可见化)无法言说的痛苦,自残可以发挥不同的作用(Horne and Csipke,2009,第656页),所以作为心理动荡不安的解毒剂,其他行为很难替代自残行为。

我们分析过哈维与布朗(2012)提供的数据集,诸如此类的数据集在教育卫生保健专业人员方面所起的作用意义非凡。这类独特的语料库对于卫生保健领域研究者与从业人员有着巨大的潜在价值,他们可以将其视为一种手段,用以研究高度敏感的年轻人关心的问题,因为这代年轻人常常不情愿面对面向医师、同龄人还有其他人就自我健康问题进行咨询、获取信息(Suzuki and Calzo,2004)。就健康问题进行交流的语料库研究方法是识别“增量效应”(Baker,2006,第13页)的有效手段,研究者与语言习得者可在大量的数据集中识别潜在的语言规则。此类语料库中的信息资料在促进卫生保健交流方面很有可能起到令人意想不到的重要作用,对那些以数据驱动学习方法为主学习英语、视英语为第二语言的卫生保健从业人员有很大的帮助。

里特维尔等人(Rietveld et al.,2004)指出,过去几十年,语言研究已普遍采用语料库研究方法。语料库为许多语言学分支中假设的设定与验证提供了关键数据。今天的研究人员拥有极其丰富的资源与功能强大的软件包,所以他们比早期的语言学研究人员更容易探索口头话语。过去,对经典之作开展的大量语言学研究并没有得益于来自现代语料库语言学提供的语言意识而突飞猛进般地发展。

卫生保健领域中的语料库语言学研究只是语言现象在健康领域中的一项应用,我们原本还可以举更多的例子。仔细研究卫生保健从业人员与医疗服务用户之间的会话交流仍是一个受欢迎的研究主题,此外还有礼貌现象调查研究、病历语言研究、笑声运用研究及译员角色研究等等。然而,我们认为针对单一问题进行细致研究可以使读者明白,运用这些语言技术可能会有什么收获,这点很重要。我们在其他书中曾讨论过(Brown et al.,2006;Crawford et al,1998),语言在卫生保健实践中可以发挥核心作用——从以整体生命为主体的叙事到会话交流的细枝末节——所有这些都代表着数据,从中人们可以收集大量信息,用以开展医学研究与教育。

小结

我们希望在本章阐明了卫生保健领域中运用叙事方法的价值。健康领域内的叙事转向活跃了30年,目前已收集到大量的数据材料从一些角度来认识众多疾病。某些疾病，如癌症，已经得到广泛研究；而另一些，如医源性感染，相对来说研究关注度较低。学术研究重点已经从来自丽塔·卡伦关于叙事医学价值的宏伟宣言或阿瑟·弗兰克的全面疾病叙事模式转移到更深入地研究护理与患者病程中某些特定方面。文学研究已被广泛应用于卫生保健领域，无论叙事的开始、发展与结束，叙事的道德伦理，例如家庭生活的价值，还是叙事与早期文学产生的共鸣，都可能从中发现叙事的常规模式与范式，这就是文学研究带给我们的经验。

我们还探讨了叙事既可以由个体创造，也很有可能共建共产。临床接诊细节研究表明，医患互动有助于临床医生与患者共同创造特定叙事。此外，叙事、因果关系、隐性工作模式、推理结构使家庭成员能够共同建构什么可能在困扰他们，应采取何种最佳治疗方案。

迄今为止，语言学还没有成为医学人文学或新兴的健康人文学的核心课程，然而，通过研究年轻人在健康网站上提出的涉及健康的问题，我们试图说明，运用词典学与二语习得，如语料库语言学中的研究技巧有可能识别更大数据集中语言的使用类型。这项研究还强调，在意想不到之处进行语言研究可以给面对面服务不到位的卫生保健从业群体提供洞见。

谈及自身或他人的健康是个极受欢迎的话题，不过，重要的是要意识到叙事会给我们提供什么证据，它不一定让我们直接参与叙述者的意义建构过程，进入他的意识或思想中，也不会直接告诉我们故事发生的社会背景。虽然叙事相当普遍，但是我们也只能适度地指出叙事给我们提供的证据。然而，叙事能丰富健康与疾病信息之图，可能增进医患之间的相互理解，教育医师，促进患者间相互支持，这些都不能否认。健康人文领域中叙事医学的蓬勃发展证明了人们渴望了解更多的情况，而不是简单通过生命体征列表或调查进行健康评估。健康人文学"不只是真正意义上的医学的精美配菜，而且还是以患者为中心的医学必不可少的一部分"(Widder，2004，第103页)。

5. 表演艺术与健康美学

表演艺术(performing art)包括许多创造性活动,在这些活动中,艺术跨越时间,借助一系列方式与媒介表现出来。然而,在某种程度上,举行表演艺术活动需要表演者本人在场(这一点有别于手工艺品创造,无论手工艺艺术家本人在场与否,其创造的手工艺品随后都可能被拿来与人共享或展出)。从历史角度来看,表演艺术在人类文明发展过程中发挥着重要的社会作用。它们传递美感、延续文化神话与叙事、规范道德价值观、在仪式中应对心理挑战、引发思考并激发想象力。人们普遍认为,表演是表演者同观众共享艺术素材的行为,但实际上,"表演者"与"观众"这两个概念可以扩展应用到更为广阔的所有人类经验,尤其是可以扩展到覆盖人类健康的各个领域。本章将详细阐释表演艺术,特别是音乐、舞蹈及戏剧等表演艺术形式——表演艺术是关系性、审美性与时间性的存在,是健康实践活动,同健康相关。

表演艺术的基本特征

为便于理解表演艺术是健康实践活动,我们需要讨论表演艺术本身的基本特征,这一点至关重要—因为这些特征揭示了表演艺术的本质,造就了表演艺术,并通过各种特定形式展示表演艺术。本章明确指出并概括了表演艺术的三个基本特征,分别是(植根于关系当中的)关系性、(植根于人类经验与表达之定性统一中的)审美性以及(植根于人类时间中的)时间性,以此建立论证框架。

表演艺术的关系性

任何艺术形式都是一种独特的人类现象,所以表演艺术的基本特征必须与人类的基本特征相一致。人最基本的属性之一就是关系。

从本体论的观点来看,成为人就意味着处于关系之中。海德格尔(Heidegger,1962)就此认为,存在最重要的不是一个关于"什么"存在的问题,而是一个关于"谁"存在(Da-sein)的问题,存在——毫无例外地——意味着共在(Mit-sein 或 Mit-da-sein),或意味着(社会)关系背景下的存在。成为人这一基本关系性就是存在本身,并不受限于任何特定环境,包括一定条件下导致的人的孤独。海德格尔坚称:

> 即便他者并非实体性存在或可被感知,从生存论角度来看,共在也决定了此在的存在……因此,共在与共处同在并非基于一些实体主体的共同存在(第 113 页)。
>
> 即便他者不在场或可被感知,共在也是此在的基本特征,甚至此在的单独存在也是与世界共在(第 156~157 页)。

南希(Nancy,2000)也认为,存在总是表现为共在,"我"总是与"我们"相伴而生。因此,存在的本质是共存。布伯(Buber,1971)在其专著《我与你》(*I-Thou*)中论述了人类的这一独特现象。他认为,在个体层面上,个体与个体之间是相互主体间关系，而不只是生物学意义上的客体间关系（我与它相遇）。人是关系性的存在这一本质属性与我们称之为“人”（什么）的物种样本不同，所以从某种角度来看，与任何一个人（谁）相遇就意味着与群体相遇。从本体论角度来看，艺术作为一种独特的人类文化现象，（像人一样）是关系性的存在。在关系中艺术性地表现存在是表演艺术的核心。即便观众缺席，例如，某个人私下里独自欣赏或进行音乐、舞蹈或戏剧表演时，这种关系依然存在。因此，某种意义上，只要表演艺术处在关系中，人就是观众。

再者，人的关系性存在超越了生理身体与可观察行为的具体性，与此类似，表演艺术的关系特性也超越了有形媒体与技术程序。同人一样，表演艺术离不开生活环境，它处于共享文化情境化的关系时空中。因此，由于关系性的存在，正如人不能被物化一样，表演艺术也绝不能被具体化或当作“物体”加以利用。另外，表演艺术如同人一样能体现人的能动性，不受确定性因果关系的约束。如果根据具有概括性与定律性的自然力而非人类价值观、意义与身份来解释或预测表演艺术的过程及其影响，那么这样做几乎或者根本没有任何意义。因而，从学科角度来讲，用人文学科而不是自然学科的观点可以更好地理解表演艺术。

表演艺术的审美性

表演艺术与其他任何艺术形式类似，它关注人类经验与表达的定性统一。加上前面提过的表演艺术的一个属性，可以将表演艺术理解为关系性与审美性的存在。

无论表演艺术是否“美”，它总是同诸如创造性、想象性、趣味性、平衡性、协调性与意义性等以美为核心的价值观相关联。此外，在实际情况下，还没有一个客观依据能不依赖人类经验与表达，脱离相互协商、互为主体的社会情境，来评价既有表演作品的艺术完整性。因而某种程度上，一部表演作品本身在被欣赏与表演时才具有艺术性。理解表演艺术审美性的最佳途径，类似理解其关系性，应借助人文主义建构原则（相对自然学科而言）。

考古发现的史前手工艺品与绘画作品证明，从人类文明起源开始，表演艺术的审美性就在人类发展过程中发挥了举足轻重的作用。迪萨纳亚克（Dissanayake，1992）在其论著《审美的人》（*Homo Aestheticus*）一书中引用了上述论据，她断言，审美性是人的有机组成部分，一直以来是人类生存与发展的核心。迪萨纳亚克（Dissanayake，2009）后来进一步引证了婴儿在发展交往能力时表现的原始审美倾向，他们以一种艺术性的表达方式与父母互动。迪诺拉（DeNora，2007）认为，在社会文化层面上，表演艺术（在此特指音乐）是日常生活与关系（或社会）背景下的人类行为，它给人类提供（人类有机会获取）人力“资源”与社会“资本”（在某种意义上有别于物化了的货币），继而让有需要的人加以利用（在某种意义上不同于操纵与/或占有），为社区和文化健康作出贡献。因此，表演艺术不仅在人类发展过程中发挥着举足轻重的作用，而且在人类文明化的进程中也拥有不可替代的地位。

一部表演作品中的任何特定部分都只有在它们与关系背景组成（无论是隐性还是显性）整体以后才有意义，这种情况与生物层面上的人构成相同。例如,人借助手产生动作,如果手脱离了有生命的人,它还是手吗?与此类似,音乐中一个孤立的音符、舞蹈中一个独立的姿势、戏剧表演中一个单独的瞬间,如果它们脱离了人类情境中与之相关(或可能关联)的其他元素,它们是什么?所以看待审美经验不能简单化。此外,有人对与神经解剖相关的审美经验感兴趣,但个体历史与生活世界会影响任何特定的审美实践活动。因而,任何与神经解剖相关的表演艺术审美性对个体身份认同而言均独一无二(这是表演艺术的学科本源是人文科学的另一个迹象)。

表演艺术的时间性

表演是一种随着时间的推移而展示的行为,因此所有表演艺术都是随着时间推移而展示的审美行为。加上前面提及的表演艺术的两个属性,可将表演艺术理解为关系性、审美性与时间性的存在。

表演艺术作为事件的绝对参考点,不受具体物质时间的约束,它随序列时间(chronos)展开,或者说是随着"时钟"计量的客观时间的流逝而展开,表演过程本身独立。更确切地说,表演艺术是按时机时间(kairos)展开,或者说是随现象学中主体间的人类时间流逝而展开,它由一些有意义的事件组成,在关系背景中进行,并存在于文化与历史的相对性中。史密斯(Smith,1969)认为,序列时间是定量时间,而时机时间是定性时间。某种意义上,序列时间表示时间上的"什么",与自然科学相关;而时机时间表示时间上的"谁",与人文科学有关,表演艺术的关系性与审美性随这两者展示出来。

表演艺术中的时间是表演中有意义的事件传达的速度,该速度有不同的表现形式。例如,音乐有定性式速度标记(柔板、行板、快板等),音乐节拍被艺术性地划为拍子与小节,有美感的"时间播放"(例如自由速度与延音)以及可识别的有音乐意义的时间"单元",如乐句。这些标识本身并无意义,但是它们之间产生的关系可形成一个情境化、具有审美性与时间性的巨大整体。这一整体穿越时间,有目的性地将过去、(可能的)将来与表演的当下任意瞬间永久地结合在一起。表演艺术不只是由一系列无形、去语境化的刺激瞬间组成。序列时间在表演艺术中可能有意义,但也仅限于当表演艺术按时机时间展示,在更大结构中发挥艺术作用时(例如,音乐、舞蹈或戏剧运用十分精确的量子数学来体现表演作品审慎的艺术维度)。然而,正如画布上要用多少颜料,或是一页诗要写多少字一样,序列时间与表演艺术之间没有任何内在联系。

从关系性、审美性与时间性角度理解健康实践

健康实践活动存在于关系之中,有审美性与时间性,由此分论点可推出中心论点,即(按上述内容理解)表演艺术是健康实践活动。

健康一词(根据未标注出版日期的在线词源学词典)源于 hāl(古英语)与 kailo(原始印欧语),表示"整体"。追溯词源是为了表明,整体健康并不一定指要符合单一化的健康标准,因为在这样的模式下,健康与否要接近统计标准,而这些

统计标准基于生物生理指标以及行为指标，与个体生活环境的相对性无关。然而，健康与人密切相关，所以它也必然具有与人相关的属性。健康离不开具体环境，是社会协商与终身生命演化过程，在人生某一特定节点人都有可能健康或不健康。安东诺维斯基（Antonovsky，1979、1987）也提到了这一点，在他的健康模式下，他把发病学（pathogenesis）与健康本源学（salutogenesis）区别开来。

因此，从人类角度出发，健康与表演艺术类似，它也有关系性、审美性与时间性。健康离不开社会情境，因而它有关系性；什么才"算作"健康，这里含有一个定性、主体间互动协商的问题，因而它有审美性；健康是动态的（非静态），像生命随时间流逝般，在与人有关的时机时间内（不同于时序时间）不断变化，因而它有时间性。对作为关系性存在的人而言，一定程度上只要其社会关系良好或完整，那么他就是健康的。也就是说，人处于关系中所拥有的身份与个人背景使人能有机会发挥不断变化的潜能，在一定程度上，当人有机会可以更新部分关系时，人会把握机会，更好地在关系中生存。人类健康与自身存在的定性统一性或审美性有一定关系。"整体性"一词与"健康"密切相关，它不仅表明一个人应该拥有足够属于自我的部分，而且也显示自身存在具有意义凝聚性与向美性，尽管组成部分缺失，但依照现有部分，可以超越任何特定部分。再者，健康随时间推移而变化，所以健康的时间性（或说健康时间）只能根据人所处的身份以及健康在个人生活经历中的意义来加以理解。

健康类似表演艺术这一理念与安东诺维斯基(Antonovsky, 1987)所构建的个体心理统合感或整体感相一致,它给予人一种应对生活挑战以及抵御世事的能力。这一理念同样也与迪诺拉(DeNora, 2007)的研究相契合。迪诺拉认为,健康既离不开包括价值观协商在内的社会情境,也离不开利益相关者的生命世界。对于迪诺拉而言,健康是某人处于关系中的表现行为(例如,通过自主行为),而不是给某人或为某人所做之事。和表演艺术一样,人们利用健康实践活动提供的各种机会来改善健康状况——类似任何形式的社会资本,这些机会可能或未必在全社会内得到公平分配。因此,迪诺拉认为,健康实践活动本质上具有政治性,同时也是一种社会文化现象。

无论人在行走、思考、交流、感知还是做其他任何事情,人类健康及其行为功能发挥的各方面都具有关系性、审美性与时间性。每种行为只有在一定程度上具有关系性、审美性与时间性的本质属性时,才会与人类相关。图 5.1 展示了这一维度,它横跨健康的几个基本范畴(示例)。

健康与表演艺术都有关系性、审美性与时间性,有鉴于此,无论何时何地,只要表演艺术与人的健康及完整性有关,就可以被认为是具有关系性、审美性与时间性的健康实践活动。这些健康实践活动服务目的不同,此处主要强调其中的三个:促进健康、传播健康(该实践活动包括表述、教育并产生与健康相关的话语)与探究健康。促进健康的表演艺术包括一些与他人合作,以便改善、保持或恢复健康的实践活动(既包括临床艺术健康实践活动,例如音乐疗法、舞蹈疗法与

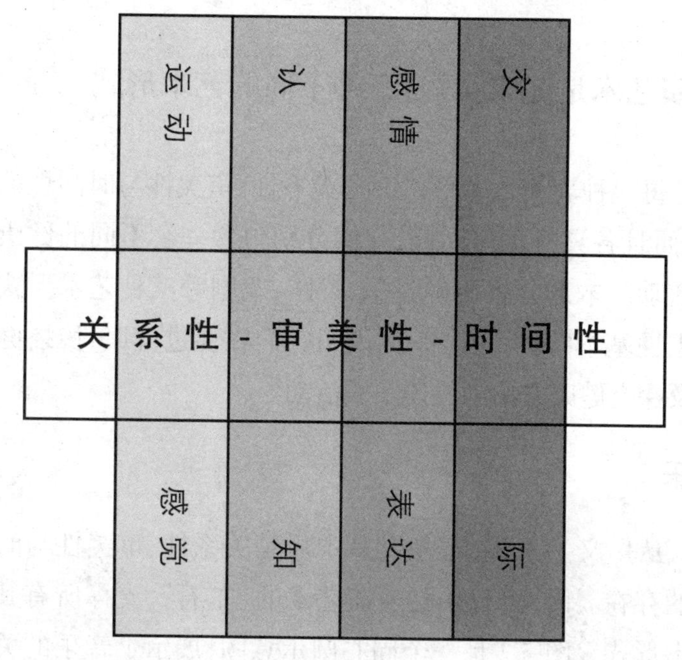

图 5.1　横跨健康的几个基本范畴的关系性、审美性与时间性维度

戏剧疗法，也包括整个社区的艺术健康实践活动，但后者在传统意义上一般不认为是“临床”行为)。传播健康的表演艺术包括三方面较具体的实践活动：在表述方面，(私下或公开)传播有关健康、卫生保健以及围绕健康的各种生活经验；在教育方面，传授同理解健康密切相关的知识、技能与能力；在话语方面，讨论 / 阐述与健康问题息息相关的社会正义与健康公平等问题。探究健康的表演艺术包括基于艺术的健康研究工作(Hervey，2000；McNiff，1998，2008)。表演艺术是健康实践活动，下文将具体从音乐、舞蹈和戏剧三种不同的表演艺术形式对之加以详述。

表演艺术是健康实践:三种不同的艺术形式

每一种表演艺术形式都是关系性、审美性与时间性的存在,而且各具特色。因此,它们分别包含一套不同的健康实践活动。本部分将明确音乐、舞蹈、戏剧等三种艺术形式的标志性基本特征,还会举例说明它们在促进健康、传播健康以及探究健康方面的具体实践活动。

音乐

从广义上来讲,音乐究其本质是关系性、审美性与时间性的存在。因此,音乐是表演艺术的"基石",支撑所有其他艺术形式。图5.2是一个同心圆示意图,展示了音乐的关系性、审美性与时间性的本质属性,是表演艺术的"基石"。

考古证明,音乐作为人类文化的组成部分已有三万多年的历史(Conard et al.,2009),从萨满教的原始表达方式就能看出音乐与人类健康密切相关(Harvey and Wallis,2007)。祖卡坎德尔(Zuckerkandl,1956)由此提出一个概念:音乐人(homo musicus),他认为,音乐是人类的属性,每个人与生俱有。有关音乐原始性(Dissanayake,2001)与音乐交际性(MallochandTrevarthan,2010)的理论研究表明,婴儿与父母通过日常语前(pre-linguistic)音乐交流声音与感觉,从而培养人类在感情、思想与语言方面的能力。处于人类优位的音乐与健康密切相关,它能使人们借助音乐体验"听到"自己有能力发生改变。罗宾斯(Robbins,2005)为此写道:

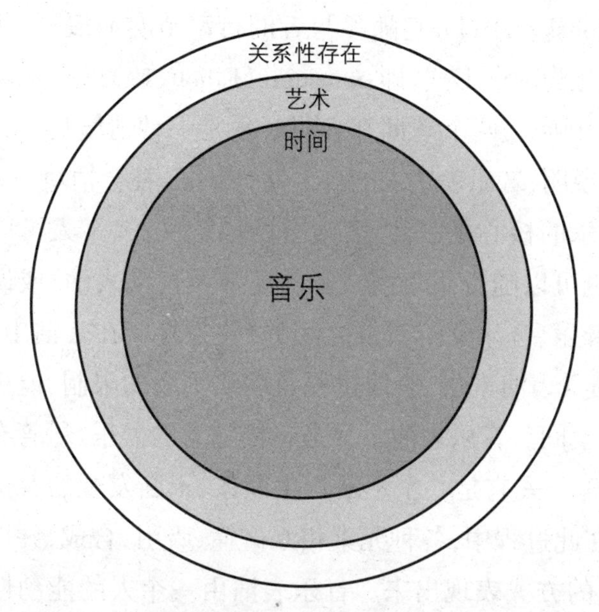

图 5.2 音乐的关系性、审美性与时间性的本质属性——表演艺术的“基石”

我们所谓的“音乐法则”——存在于多样文化中——一直以来与我们的精神、情感、心理与身体发展之间联系密切。就这点我们可以说，无论过去发生的历史性变化，还是未来的持续发展，音乐随实践传递着意义。音乐元素及音乐的生活表达性均难以名状地诉说着我们如何成为现在这个样子，以及现在我们又如何(第 203 页)。

不同文化中的音乐有其共同之处，但音乐受文化影响，因而与其说只有一种音乐，不如说有多种音乐并存。什么才“算作”音乐，这个概念因文化背景不同而异，因此人们常用音乐一词的复数形式(musics)。此外，因为音乐有时间性

(Pogoriloffsky,2011),它随参与者的行动节奏而展开,所以已被概念化为动词形式,即:musicing(Elliott,1995)或 musicking(Small,1998)。两个动词都表明音乐是一种情境化行为。上述看法说明,音乐表达人的自主性,离不开社会情境与人。

音乐的核心是表演,表演有两层含义:一个人可以表演音乐,也可以随音乐表演。音乐还涉及互动表演,或说音乐体现(音乐、音乐家与听众之间的)关系性。在表演中,尽管受"既定"表演素材、表演过程及表演主题的限制,但仍有自由表达空间。音乐表演不只是轻松随意的娱乐(尽管有时确实如此)——它是一个不断产生联系、不断发现的有机演变过程,在此过程中,各种元素相互碰撞、吸引、合成,并以真正有意义的方式表现出来。音乐表演由一个人的能动性与意愿驱动,时常用一种略显天马行空、非线性的方式予以表现,相比理性又刻板的音乐表演,这种表演方式对人的健康大有助益。艾布拉姆斯(Abrams,2010)认为:

> 当人们突破之前界限,以特定方式提高音乐欣赏能力与音乐表演能力时,这一简单行为就从根本上改变了人的存在,因为它影响了健康的众多其他方面……然而,与此同时,音乐中的某种东西超越了这些其他方面。正如健康的任意方面最终都不能完全弱化为其他方面一样,音乐影响健康有其本身的合理性及意义,与它在其他方面意味着什么无关(来源于网络)。

因此,表演能力很大程度上是健康的关系性、审美性及时间性的特征体现,它存在于人类健康的方方面面。

人们通常认为，音乐是通过声音这种物质媒介来表达的表演艺术。虽然音乐可以通过声音来表达或表现为声音，但声音并不是音乐本身的基本属性。任何艺术形式都不受限于具体的物质媒介，音乐同样也不受限于声音（Abrams，2011，2012，2013）。图5.3中有一个与其他圆部分重叠的圆，它表示声音，虽然在音乐表演时声音可能在场，但在定义音乐核心本质时，它既非必要条件，也非充分条件。从这个角度来看，音乐声音归根到底并非关于声音本身，而是音乐的存在方式。齐克坎德尔（Zuckerkandl，1956）曾提到，声音本身产生不了音乐，而是声音的结构性并列与排序具有的审美性产生了音乐。此外，值得注意的是音乐的无声部分，例如休止或长时间空白，它们只有成为某一更大的音乐情境的

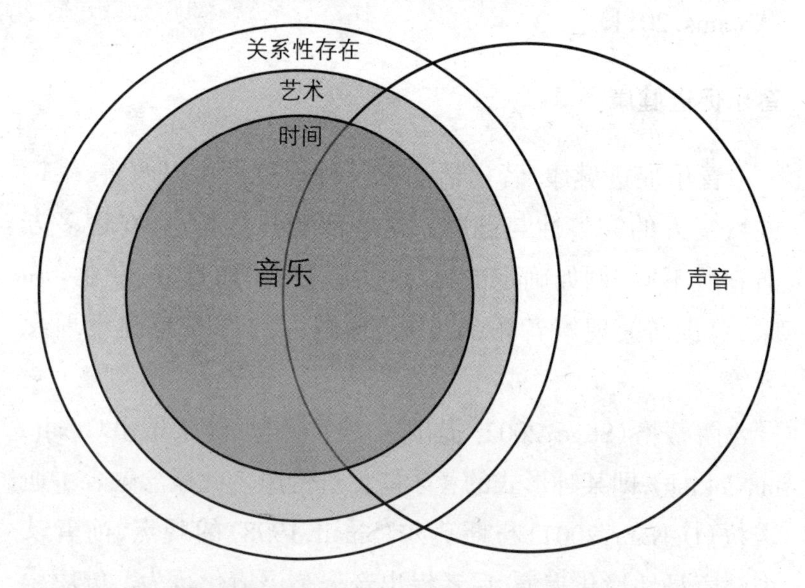

图5.3　声音虽然有可能在场，但在定义音乐核心本质时，它既非必要条件，也非充分条件

组成部分时才可以表示音乐。很久以前,中世纪哲学家波爱修(Boethius,1989)提出了一个与之相关的观点,他把器乐音乐(Musica Instrumentalis)或器乐声音同人的音乐(Musica Humana)或人类存在本身的音乐区别开来。重要的是,人的音乐是具体的器乐音乐的基础,它包含了人类健康的一个特定维度,即定性完整性——尤其是从审美角度来看浑然一体的动作、语言、思想、感情及交流等所透露出的深度、协调性、意义性及美感——人的音乐已融入人类健康,并通过人类健康的方方面面体现出来(Abrams,2010、2011、2012)。音乐本身不受物质声音局限,因而那些听不到声音或讨厌某种特定声音的人(如听觉过敏),还有那些无法以传统方式对乐声加工处理的人(如失乐症)仍然可以理解音乐并从事音乐活动(Abrams,2011)。

音乐促进健康

音乐促进健康,音乐活动在某种程度上可以改善、维持或恢复人的完整性与健康。这些活动各具特色,在许多方面有所不同,例如确定的目标、实施方式(如日常、专业/临床、自助等)、理解音乐的方式、理解人的方式与健康理念等等。

斯蒂格(Stige,2002)提出了一个概念:健康乐事(health musicking),即某种形式的音乐能促进健康。此概念融合了迪诺拉(DeNora,2007)与斯莫尔(Small,1998)的观点,前者认为健康是情境化表演,后者提出音乐是语境化行为。健康乐事把这两种观点融入到给健康改善创造了各种机会的音乐舞台、音乐议程、音乐代理人、音乐活动及表现音乐的艺术品的评估与应用中。健康乐事活动包括当人们身处逆境时借助音乐体验来创造生命意义,协调生命有机体(Bonde,2011),还包括在治疗室内外开展的活动(Stige,2002)。举一个音乐促进健康的例子——在这种情况下,称健康乐事——克里夫特与汉考克斯(Clift and Hancox,2010)在研究中发现,参加社区合唱团可以从根本上促进健康(能解决生理、认知/教育、情感、社交等方面出现的问题)。斯蒂格提到,还有一种音乐方式可以促进健康,即音乐疗法,它是健康乐事的一个具体表现形式,斯蒂格将其定义为"医疗服务用户与治疗师之间在计划性相互协作过程中体现的情境化健康乐事"(Stige,2002,第200页)。普罗克特(Proctor,2004)介绍了社区音乐疗法(community music therapy),该疗法(从音乐资本机会授权和机会利用的角度来看)在疾病治疗方面再分配音乐资本,从而实现心理健康的目标。

音乐传播健康

音乐的关系性使得它具有很强的交流沟通能力。我们前面已经提过,交际性音乐活动(MallochandTrevarthan,2010)是人类最古老的互动行为之一。音乐横跨社会,在人的一生中,它可以通过多种方式来表述健康、进行健康教育并产生与健康有关的话语。在健康表述方面,音乐可以传播人类同健康问题抗衡的经验,如故事乐队(Brooke and Kimball,1993)演奏的歌曲《胖家伙》(*Fatso*),歌词里面唱到女性对抗进食障碍。再如,大卫·威尔科克斯(David Wilcox,1994)演唱的歌曲《查特·贝克的无名天鹅之歌》(*Chet Baker's Unsung Swan Song*)唱的是人与毒瘾作斗争。在健康教育方面,音乐可以传递以健康为主体的信息,例如,在乌干达健康教育研究项目中创作与演唱的歌曲旨在传播与青少年妊娠、艾滋病还有其他性传播感染相关的知识(Alford et al.,2005)。在健康话语方面,如苏珊娜·薇格(Suzanne Vega,1987)演唱的歌曲《卢卡》(Luka)是与长期纵容虐待儿童的社会势力之间展开的对话与批评。还有,多莉·艾莫丝(Tori Amos,1991)演唱的歌曲《我和枪》(*Me and a Gun*),歌里批评的是强奸文化。

音乐探究健康

音乐可以探究健康,这意味着基于艺术的研究工作有可能将音乐这种特定方式付诸实践。从根本上来讲,基于艺术的研究可以艺术性地探索并逐步了解人们(在认知层面上)的特定兴趣偏好。麦克尼夫(McNiff,2008)提到:

> 基于艺术的研究可以定义为系统性地利用艺术过程,真实实现所有不同艺术形式的艺术表达,它是研究者与研究对象了解并审视音乐体验的一条基本路径(第 29 页)。

谈到健康,基于艺术的研究一直以来借助音乐探讨理解创伤与成瘾这类现象(Austin,2004)。

舞蹈

舞蹈类似音乐,就其本质而言,它也是关系性、审美性与时间性的存在;然而,舞蹈的特别之处在于它离不开肢体(身体）空间[corporal（body）space]。这个肢体空间不仅指具体化的生物空间，还指处于个体与集体身份背景下身体的自我空间。换言之，它超越了生理有机体——“什么”，而关注身体主人——“谁”。就是在这个身体情境化中——肢体存在的方式——舞蹈的肢体维度得以存在。因而，舞蹈类似其他形式的艺术也不受限于物质媒介。像人的音乐（MusicaHumana）一样，这个原则可被概念化为人的舞蹈（ChoreaHumana）。因此，舞蹈作为表演艺术形式，同它相关的肢体空间指的是与关系性、审美性与时间性三者相交叉的部分，而正是这交叉部分将舞蹈与音乐更具普遍性的本质区别开来。图 5.4 的同心圆示意图明确舞蹈本质上是关系性、审美性、时间性及肢体性的存在。

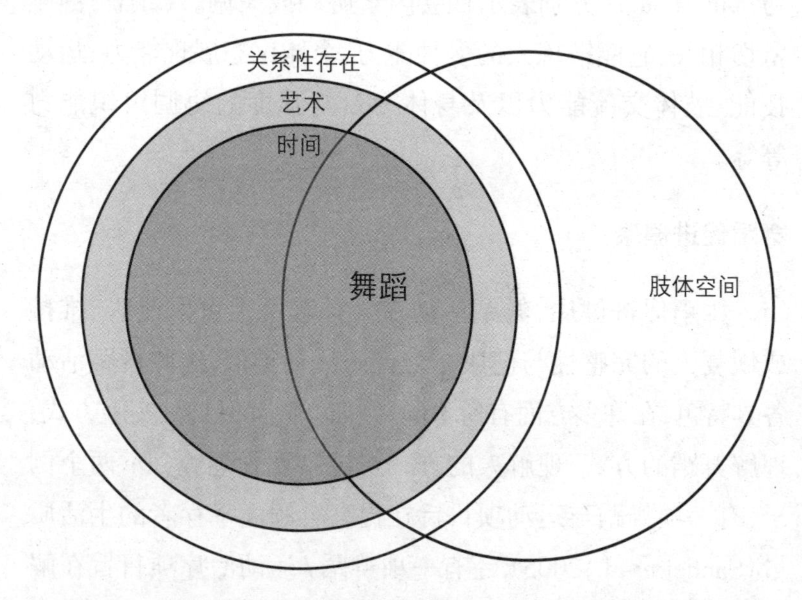

图 5.4　舞蹈的本质是关系性、审美性、时间性及肢体性的存在

与音乐的情况类似，舞蹈早在有历史记载之前就已出现。它从一开始便是典礼、圣事、人生仪式、庆祝活动以及同健康有关的萨满教治疗仪式的重要组成部分（Kassing，2007）。舞蹈包括功能性动作舞蹈（如民族舞）、竞技性动作舞蹈（如体操、滑冰等）与正规艺术性舞蹈(如芭蕾舞）等。什么才“算作”舞蹈，这个概念及其涉及的范围依特定文化的审美与道德感受的不同而异。

像音乐一样，舞蹈的核心是表演。一个编排就绪、前提“既定”的舞蹈其各要素间仍有表演与互动的发挥余地。舞蹈在日常生活中也占据着重要的地位，例如，在人际协商与互助互惠方面与舞蹈相关的社会隐喻，“dancing around an issue”表示逃避问题，“moved”表示感情受到影响，“in step”与“out of step”分别表示社会因素协调或失调。舞蹈与健康密切相关，它能锻炼人的多种能力：个体仪态展现能力、运动技能、肢体交流能力以及身体力量与强度的协调组织能力等等。

舞蹈促进健康

舞蹈促进健康，舞蹈活动在某种程度上可以改善、维持或恢复人的完整性与健康。与音乐活动类似，这些舞蹈活动各具特色，在许多方面有所不同，例如，确定的目标、实施方式、理解舞蹈的方式、理解人的方式与健康理念等等。举两个例子，有一项舞蹈与运动项目旨在提高乳腺癌幸存者的生活质量（Sandel et al.，2005)，还有一项舞蹈/运动治疗项目旨在解决患有特殊疾病（如自闭症、依赖障碍等）儿童的特殊需求

(Tortora,2009)。

舞蹈传播健康

如同音乐,舞蹈的社交性也很强。它借助具有结构化的审美性动作体系表达人类思想与情感,这些动作有自身的交流规则,适用于各种社会情境(Hanna,1987),另外,舞蹈还可以通过一些方式表述健康、进行健康教育并产生与健康有关的话语。在健康表述方面,舞蹈可以公开传播人类同危及生命的疾病抗争的经验,如台上舞蹈公司(2012)展示的一系列抗癌舞蹈表演。同样关于癌症,舞蹈也可以起到教育作用,提高人们防范疾病的意识。这在很大程度上也是得克萨斯州编舞家兼舞者莎伦·马洛坤(Sharon Marroquín,2010 年被诊断患有乳腺癌)的作品《无常的物质性》(*The Materiality of Impermanence*)的用意所在。在健康话语方面,舞蹈可以挑战公众对精神疾病的主观臆断,例如,来自加利福尼亚的编舞家哈泽尔·克拉克(Hazel Clark,2013)的作品《我有时会迷惑:是我,还是其他人疯了?》(*A question that sometimes drives me hazy: Am I,or are the others crazy?*)就表达了这一质疑,来自全国精神疾病联盟的特邀发言人也参与了该表演。

舞蹈探究健康

舞蹈与音乐类似,作为一种艺术手段,它有助于了解基于艺术的研究过程及结果。例如,博伊德尔(Boydell,2011)作了一项基于艺术的定性健康研究,该研究通过舞蹈来护理首次精神病发作患者,这使得研究团队能够解决患者内心、情感、视觉方面出现的问题，这是传统研究方法无法比拟的。再如，拉特利奇(Rutledge，2004)利用创意舞蹈研究屈服现象，研究者通过创意舞蹈活动对研究主题进行探讨、交换意见。这个研究过程运用了现象学阐释方法与基于艺术的方法论，研究结果有利于更好地了解人类个体发展状况。

戏剧

戏剧类似音乐，其本质也是关系性、审美性与时间性的存在；然而，戏剧的特别之处在于它离不开叙事(例如各种无论是虚构还是非虚构的故事)。故事本质上是人的故事，因为它是个体与[在社区与(或)文化中共同建构的]集体理解生活的主要方式，因此，叙事总是关系性的存在，(一定程度上)它也总是存在于社会情境中。然而，叙事并不总是表现为一种艺术形式，更常见的是，它只起到一种纯功能性而非审美性作用。此外，叙事也并不总是表现出时间性，因为它可以在静态空间中展现，如绘画、雕塑或舞台造型中的叙事(某种意义上，舞台造型是一种类舞蹈现象，与时间性无关)。因此，戏剧作为一种表演艺术形式，其叙事成分是审美性与时间性的交叉，正是这交叉部分将戏剧与音乐更具有普遍性的本质区分开来。图 5.5 中的同心圆指出戏剧的本质是关系性、审美性、时间性及叙事性的存在。值得注意的是，根据该图示，只要音乐或舞蹈涉及叙事成分，它们实际上都属于戏剧，无论普遍意义上就其本身而论是否为戏剧。

人们通常认为，戏剧是通过舞台上的肢体(身体)空间与物质媒介声音进行的表演形式——一般包括独白、对话，还

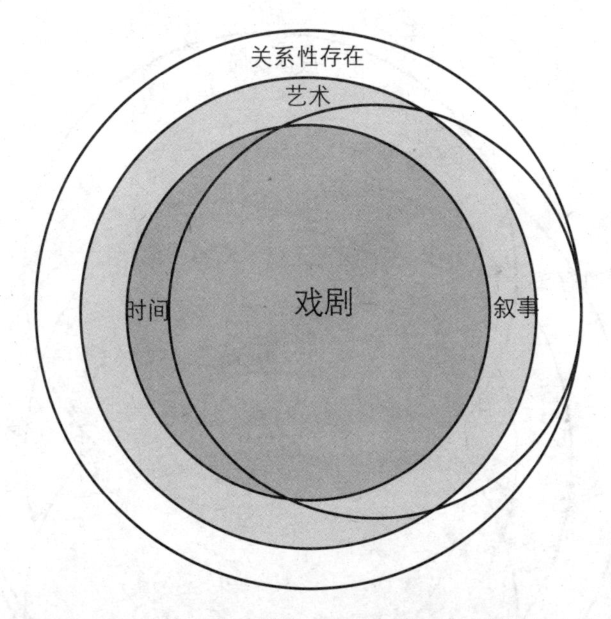

图 5.5　戏剧的本质是关系性、审美性、时间性及叙事性的存在

有乐声,如在歌剧与音乐剧中,音乐在戏剧文本的表演过程中扮演着不可或缺的角色。在日本能剧中,伴奏音乐强化了戏剧文本和(或)行动的表现力。但是,还有一种无空间戏剧(spaceless drama),如只通过声音叙事(如广播剧),还有无声剧(soundless drama),像哑剧,或其他长时间无声音、无文本的叙事。因此,戏剧可通过舞台和(或)声音来表达,但具体的物质媒介并非戏剧的基本定性因素。类似人的音乐与人的舞蹈,这个原则可以被概念化为人的戏剧(DramaHumana)。图 5.6 中部分重叠的圆表示肢体空间与声音,两者虽可能在场,但在界定戏剧本质时,它们既非必要条件,也非充分条件。

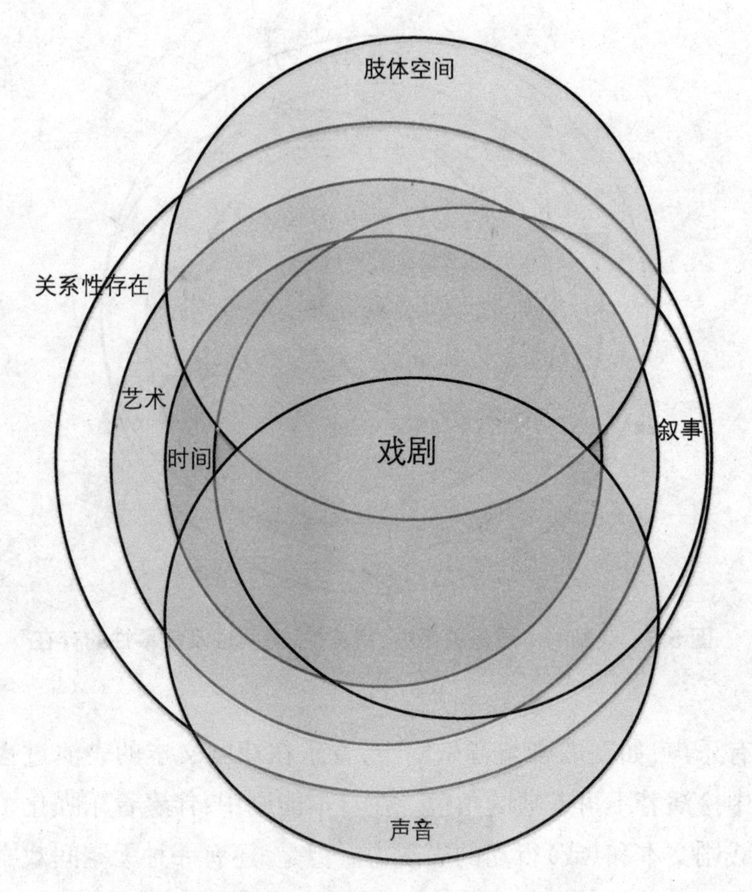

图 5.6　肢体空间与声音可能在场，但在界定戏剧本质时，二者既非必要条件，也非充分条件

与音乐和舞蹈相同，戏剧可能起源于史前社会，但主要发展于古典时期。“戏剧”一词源于古希腊动词“行动”，传统上戏剧由两部分构成，一是多人共同参与表演（即不止一人参与），二是集体接受形式（即观众）（Pfister，1977）。与戏剧相关的两类面具——象征古希腊缪斯女神塔利亚与墨尔波墨,分别代表了两类主要的传统戏剧类型:喜剧与悲剧。尽管戏剧可能以文本创作为基础,但它主要并非关于文字的言语内容而是关乎潜在行动,或者说是戏剧性存在。弗格森(Fergusson,1968)支持这一观念,他提道:

> 戏剧与诗歌不同,它主要并非言语创作;可以说,戏剧语言来自于事件与角色的潜在构成。亚里士多德认为:"诗人或'创作者'应该创作情节,而非诗歌;诗人之所以是诗人是因为他模仿,而他所模仿的是行动"(Idea #8)。

如同音乐与舞蹈,戏剧也有"表演"成分,因为人们一提到表演,就会联想到戏剧作品。

戏剧与健康密切相关,有些学者借用拟剧(dramaturgical)中的术语把健康概念化为社会背景下的健康表演(例如,Aldridge,1996,2004;DeNora,2000,2007;Ruud,,1998;Stige,2012)。人们的日常话语中充满了既同戏剧相关又与人们的健康密切相关的社会隐喻,这就是一个体现。"戏剧"一词本身可以指对某特定情境意义的夸张,或者表示因自恋或不安全感而造成的过度自我意义与不当需求引发的行为。例如,Theatrics 可用来表示一种被动攻击型寻求关注的行为方式。"Drama queen"与之类似,也有相关用法,它内含贬义,表示对女性的刻板印象。"Acting"可以表示日常人类动因引起的动态性活动,或在评价他人行为真实性时判断其带有戏剧虚构成分(例如,"It is all just an act"(全部都只是演戏))"Acting out"通常指不合时宜地将内心情绪冲突用外在行动表现出来。"Stage"作为动词表示为了获得公众效应,一般为了特定利益相关者的利益而计划、组织并实施一项行动(例如,“staging a protest”(举行抗议活动))。它还可以表示一个过程,包括人类发展过程中的某一阶段。莎士比亚在戏剧《皆大欢喜》(*As You Like It*)的独白中赋予了Stage 两层含义,一方面指地点(即戏剧场所),另一方面指时间(即人的寿命),独白开始于名句“世界是个大舞台”(All the world’s a stage)。

戏剧促进健康

戏剧促进健康,一些戏剧活动在某种程度上可以改善、维持或恢复人的完整性与健康。与音乐和舞蹈类似,这些活动各具特色,在许多方面有所不同,如确定的目标、实施方式、理解戏剧的方式、理解人的方式及健康理念等。举一个例子,戏剧疗法是通过戏剧来帮助有情感需求者或残障者,包括角色扮演、实作表演(照剧本表演或者即兴表演)、木偶表演、假面表演、讲故事、举行仪式或参与游戏等(Langley,2006)。再如,人们还可以在神经创伤康复治疗室中运用戏剧疗法(McKenna and Haste,1999)。

戏剧传播健康

同音乐与舞蹈类似,戏剧主要用于传播,借助各种形式讲述人类故事。因此,戏剧也可以通过一些方式表述健康、进行健康教育并产生与健康有关的话语。在健康表述方面,它可以展示疾病晚期生命行将消逝之际,人在心智、情感及关系等方面的挣扎,例如,戏剧《心灵病房》(*Wit*)就表现了这种情形(Edson,1995)。在健康教育方面举一例,一项生命剧计划项目(Baldwin,2010)以巴布亚新几内亚为基地,运用戏剧将文化的表演性、创造性与审美性融为一体,针对某些疾病的流行情况与采取的预防措施,例如HIV,来帮助人们理解疾病在心理上产生的矛盾情绪,从而实现教育大众的目的。在健康话语方面,戏剧可以讨论重大医疗决策中代理权、自主权与关系权等具有争议性的话题,例如,在话剧《这究竟是谁的生命》(*Whose Life Is It Anyway*)中(Clark,1972),瘫痪的雕刻家向他人力争自己安乐死的权利。而在戏剧《仁慈的杀手》(*Mercy Killers*)中(Molligan,2012),一个男人在努力照顾和保护自己重病妻子的同时,也在竭力为失衡的美国医疗保健体系指明道路。

戏剧探究健康

戏剧作为一种艺术形式,同音乐与舞蹈一样,有助于了解基于艺术的研究过程及结果。例如,罗西特等人(Rossiter et al.,2008)研究健康问题时将剧场作为工具来分析健康问题、传播知识、传输数据、展示研究结果等。具体来说就是,他们利用人种志戏剧(ethnodrama),把通过对参与者的观察而写的面谈记录与田野笔记,还有期刊、文献、统计数据等融合整理成戏剧剧本,然后在公共剧场进行现场表演(Given,2008)。再举一例,密恩卡扎沃斯基(Mienczakowski,1999)与他的研究团队(Rolfe et al.,1995)集体创作了两部戏剧,一部戏剧呈现了精神分裂患者的挣扎,另一部讲述了酗酒者在戒酒机构戒酒的经历。这两部戏剧旨在阐明主题实质内容,它们由学生演员与学生护士来表演，观众则包括研究资料提供者、学生与卫生保健专业人员。

小结

目前，卫生保健领域内，建立在实证主义与自然科学原理之上的独白式(而非对话式)世界观大行其道。如此氛围通常并不考虑特定现实情况与意义协商，而且几乎否认人是关系性存在这一基本属性。人们通常认为，健康是生理上或行为上的客观事实，与社会环境的多维性及相对性无关。即便将社会环境因素考虑在内，人们一般也把它当作系列变量，它仍然是同一技术性因果链的组成部分。行为科学与社会科学在很大程度上是依据自然科学的方法体系运作，因此，在某种程度上，表演艺术作为技术程序的组成部分只有在对健康产生的影响可测量、统计上可预测时，它才有价值。像"'它'的效果如何？"以及"'所有这些'一起效果怎样？"之类的问句形式相当盛行。相比之下，从健康人文角度提出的问句通常被认为不特别适宜，例如，"'我'做得怎么样？"(同人的主体能动性相关)或"'我们'一起做得怎么样？"(同社区或文化集体能动性相关)

那么，从实用主义的角度来看，我们怎样证明用人文科学视角解读表演艺术的价值所在？又如何说明表演艺术在围绕健康开展的各类活动中发挥的作用？从健康人文视角看待表演艺术具有独一无二的作用，如果让那些围绕健康开展活动、以健康人文为导向的表演艺术家们完全了解但却放弃这一观点，对他们来说无疑是表里不一；同样地，如果让那些围绕健康开展活动的表演艺术家们孤立，难以接触到有助于自我发展进而成功的资源的话，这对他们来说也是自我挫败。

多角度看问题益处颇多，因为每个角度都是更大、更具包容性的整体框架的组成部分。例如，在音乐疗法中，人们已经发现有多种方法可以解读循证实践，也察觉到每种方法如何在更大范围内发挥其独特作用（Abrams，2010）。自然科学为人们贡献了从因果技术性及预测角度进行认知的方法，而人文科学则提供了从语境、对话与意义协商角度进行认知的途径。一般情况下，前者的价值已得到肯定，而后者则必须证明自然科学与人文科学之间有互惠性关系，同时还得证明，人文视角有助于建构一个重要框架，在此框架中，通过解决健康问题能营造更有利于科学实践的氛围，从而更好地服务于所有利益相关者。在这个互惠性与整体性框架中，高质量的宣传、教育与交流必不可少；要提升表演艺术的形象，使之突破娱乐商品的束缚，同时也要发展健康人文思想，将其作为典范来指导真正的实践活动—而不只有社会精英、知识分子或学者才能参与的活动，这些工作也缺一不可。

从经济角度来看，在一个根据剂量反应与统计学精算所得最终结果（可通过诸如随机对照试验产生的证据来支持）来分配价值的体系中，依靠人及其艺术表演查看健康实践活动的效果，该认识貌似“硬性推销”，这可以理解。另外，人们一想到资源货币化及资源配置创造的机会（不同于结果可控性确保）不一定能被特定健康服务对象所利用，他们就会驻足不前。当务之急是要赋予卫生保健社区中的服务对象及其他利益相关者权利，让他们能利用表演艺术创造的形式各异、目标不同的机会，以此证实资源配置固有的不可替代的价值。

最后，从社会政治角度来看，要深刻认识表演艺术与健康都是人类的生存方式，它们是人类资源，也是机会，我们对此应加以利用，在很大程度上，通过解决与健康实践相关的公平与社会正义问题，将有助于改善人类生存状况。认识到表演艺术与健康是生存方式，可帮助我们合理化健康实践活动中的审美空间（周围环境）与审美时间（关系性的人类时机时间），从而更好地在所有利益相关者之间分配审美资本，大家互惠共赢。转变观念有助于公众认识到健康工作者的奋斗与取得的成就。这种方式有别于单纯口头讲述，它可以将对活动经历的真实感受保留下来（生活意义、生活轮廓等）。此外，转变观念还可以促进艺术与健康学科的融合，而它们的协作增效又能使个人、社区及社会之间实现利益互惠。

无论从实用主义、经济，还是社会政治角度来看，认识表演艺术是健康实践（以健康人文为视角）的同时，必须考虑相关伦理问题。例如，为了实现促进健康、传播健康及探究健康的目的，引导个人与社区参与表演艺术活动的风险收益比是多少？再如，在某些形式的健康探究中，参与者“参与表演”是否可能经历某种二次创伤或病情复发（Boydell et al., 2012）？所幸，伦理学其本质是一门人文学科，因此，在将表演艺术应用于健康实践的过程中,伦理思考对于实践者而言相对比较容易,而且也是自然而然的事情。当然,就任何能促进表演艺术思想和工作的研究项目而言,相互帮扶、彼此协商的同侪团体有助于提升其伦理完整性。

6. 视觉艺术与视觉转向

视觉艺术能治疗疾病的证据与日俱增。在本章，视觉艺术与艺术两种称谓互换使用，范围涵盖神经美学、艺术疗法、艺术教育以及用于改善医疗环境与公共环境的艺术等几个方面。下面我们将依次借助三个案例研究来说明视觉艺术在卫生保健方面的广泛应用。

视觉对大多数人而言是最重要的感觉器官，我们对周围世界信息的接受 80% 通过视觉刺激，而且人类大脑皮层的一半被用于视觉信息处理（Snowden et al，2006）。早先有报道称，艺术具有疗效，如艺术有利于人们之间进行沟通，可以让人“精神再生”（Adamson，1984；Carey，2006）。众所周知，早在旧石器时代早期到中石器时代，人类就已经开始在洞壁上作画、制作串珠饰品、制造雕像等。在南非发现一块距今有七万多年的抽象石雕，说明在更早些时候，艺术创作已然是人类存在的一部分（BBC，2002）。艺术是文化的基石，历史悠久；艺术实践活动往往被仪式化、能策展而且备受推崇。因而无论对个体还是群体而言，艺术均有潜在疗效。

艺术能促进健康，其背后的原因有几方面。众所周知，颜色、形状还有形体都会影响人的情绪，勾起回忆并引发关注。美术馆与博物馆被视为人类文化、历史及发明的宝库，享有崇高的声誉。艺术创作过程离不开艺术技巧、艺术才能，以及艺术参与度。艺术创作的最终产品，或曰艺术品，能以不同形式呈现出来，例如，绘画、装置、雕塑、电影或照片。所有这些艺术形式的共同点在于，它们均为艺术家思想情感的表达，如果对它们加以策展，这些艺术品很有可能改变客观环境，影响参观者的认知与情感。

艺术具有审美性，它能影响人的情绪，改善环境，其影响力即时且长久。艺术对创作者与欣赏者都能产生疗效；艺术欣赏可以是个体的独立消遣活动，也可以是集体讨论与思考，因而其应用多样化。

视觉艺术对健康有潜在益处，但是过去它却被视为精英主义的消遣方式（Efland，1990），这与启蒙主义时期的美学原则有关，这些原则强调受过教育的上流阶层人士要在特殊、精致的环境下"凝视"文化艺术品。传统上，艺术与文化作品是由艺术史学家与文化理论家来品评、研究并策展，这意味着视觉艺术的潜在疗效尚未得到充分开发。不过近来，跨学科研究表明了艺术在人类演化、社会以及社区发展方面体现的价值——例如，公众参与和社会参与的艺术实践活动，也称社区艺术，有利于个体彼此联系，缓解社会排外情绪。再如，对素人艺术圈内（outsider art）非专业人士的艺术作品进行二次评价说明，艺术研究视角正在从传统的艺术史及艺术文化研究扩展到包括健康研究。本章首先评价视觉艺术为当下健康与卫生保健所做贡献，然后论证未来它在健康人文领域能发挥的作用。

接受性消费：艺术欣赏

神经美学观察人们欣赏艺术时的神经反应过程，探索艺术如何影响人的反应，以此来研究大脑对艺术的反应（Zeki，2011）。神经美学虽然不在本章的讨论范围内，但是应该注意的是，它根植于上文所谈美学观点上的欧洲中心论、进化心理学以及忽视各种社会文化实践的情感理论（Brown and Dissanayake，2009）。艺术品令欣赏者发生情感反应的途径多种多样，如艺术家或通过叙事，或使用颜色、形体或线条来激发情感。欣赏者偏爱诸如对称性这样的元素，背后有进化心理学为依据。人们认为，对称代表健康，有利于繁衍后代。而那些概念化或抽象化艺术品则令人费解，可能引起恐惧感，因为艺术品带来了不确定性与迷惑性，让人联想起人类基本生存本能。通常，人们更喜欢那些复杂且技巧娴熟的艺术作品，因为这类作品能引发人们的一系列情感或元情绪，对欣赏者产生巨大影响（Noy and Noy-Sharav，2013）。

艺术家往往会把眼睛对准熟悉的事物“本质”，然后对其扩展或者夸大，从而使欣赏者兴奋——例如，毕加索立体主义绘画中的女性形象会对欣赏者产生“峰值飘移”（peak shift）效果，即看到可辨识的事物被夸张为漫画后大脑的脑区活动加强（Ramachandran and Hirstein，1999）。根据马斯洛（Maslow，1954）的需求层次理论，艺术欣赏获得的愉悦感可被视为一种“自我实现”体验。马斯洛指出，在需求层次中，所有人都需要满足其最基本的生理与安全需求，换言之，用于衣、食、住等生存方面的要求得到满足。如果这些基本需求满足了，个体才会追求“高一级”的需求，例如，社会关系、自尊与教育。自我实现与愉悦感有关，是自我潜能的发觉，例如，创意性表达。艺术具有潜在疗效，因为艺术家在其创作过程中、作品完工时、作品给欣赏者带来愉悦时,都能感受到兴奋与快乐。

艺术是交流

视觉艺术在信息交流过程中扮演着重要角色。其表现方式可以是(不折不扣的)比喻式,也可以是抽象式,但无论何种方式,它都能传递复杂、敏感、悲伤、激动等各种信息。艺术与语言常规线性叙事模式不同,它利用空间矩阵(spatial matrix)能同时表达多种思想(Rubin,2005)。迪萨纳亚克(Dissanayake,2000)曾在一篇谈及艺术的生物性与文化性的文章中强调,艺术的关系性有助于解释艺术的起源及其影响力,它认可艺术是人类历史的组成部分,一般具有交流性与仪式感。例如,戈雅(Goya)在其19世纪系列画作《战争的灾难》(*The Disasters of War*)中重现了暴力、伤残与死亡等战争中的恐怖场景。再如,贺加斯(Hogarth)的18世纪系列画作《浪子的历程》(*The Rake's Progress*)描画了一个年轻人步步堕落、名誉扫地、最终疯掉的故事。这两组画作都显示了艺术有可能同时描绘多个复杂事件——除上述表现的历史事件与制度的实践(institutional practices)外,视觉艺术还可以展示人类的腐化、堕落、疾病、死亡与垂死挣扎。视觉艺术也可以用来交流疾病体验,例如,艺术家威廉·尤特莫伦(William Utermohlen,1933—2007)在被确诊为阿尔茨海默病后创作了一系列有关阿尔茨海默病的自画像。这组自画像反映出他的身份正在发生转变,画风也从具象渐渐转化为抽象。随着画家认知能力的逐步减退,这一系列作品在记录其生理功能下降的同时,也唤起了一种困惑感与疏离感,作品变得越来越碎片化,缺乏连贯性,展现出空间矩阵的功能。可以说,比起单纯语言描述,这些画作更强有力地表现了阿尔茨海默病患者的情况。对于那些并不容易被“看到”的心理疾病,情况尤其如此。在尤特莫伦的事例中,艺术家的交流是多方面的:他既在与病魔搏斗,又在记录自我患病状况,同时还在与他人交流疾病体验,从而更广泛地唤起人们对阿尔茨海默病的认识。

近来,艺术欣赏研究有所发展,研究旨在发挥上面所提到的视觉艺术的价值。艺术欣赏类似于治疗实践,因为它也含有一些治疗过程,例如,具体化各种问题,表达复杂情感以及进行教育等(Roberts et al.,2011)。一项研究对象为阿尔茨海默病患者的艺术欣赏研究表明,艺术欣赏活动既能激发情感,唤起记忆,还能调动认知(Eekelaar et al.,2012)。还有一项研究发现,艺术欣赏有助于老年人建构身份(Newman et al.,2012)。多个研究结果显示,人在视觉艺术干预下的认知过程与人际交往过程相当复杂。这是科学评价艺术欣赏研究时存在的难点,也是目前这方面已发表研究所面临的挑战。

艺术疗法:创意抚慰创伤

艺术应用于卫生保健领域历史悠久。它在临床方面被广泛用于娱乐消遣,而在诸如心理健康护理方面则医疗目的更为明确。例如,19 世纪的精神病院就曾试图利用艺术诊断疾病。在强烈的创作欲望驱使下,患者曾使用像卫生纸、火柴那样极其粗糙的材料创作艺术。对于诸如20世纪早期遭受过心理创伤的世界大战幸存者来说,某些创意活动,如篮子编织、木工制作都被认为有治疗作用(BBC,2014)。1946年,爱德华·亚当森(Edward Adamson)被任命为英国萨里郡尼德尼精神病院的一名艺术治疗师。他在那里建立了艺术工作室,首次在患者身上使用艺术疗法。亚当森被公认为是艺术疗法的鼻祖,他积极倡导用艺术性表达对患者在心理疾病方面进行康复治疗。用他的话来说,艺术性表达具有"治愈能力"(Adamson,1984,第8页)。《疗愈艺术》(*Healing Arts*)(Hogan,2001)一书用图表记录了艺术疗法的起源,还提到了精神病院中的艺术与广阔的艺术界,如超现实主义艺术家之间的联系。

参与卫生保健领域开展的艺术活动是一种强有力的表达方式,尤其是对有沟通障碍的艺术家或者当人们在叙述痛苦或复杂的经历时(Malchiodi,2006)。因而,作为一种艺术疗法,艺术性表达被运用在诸如像儿童那样遭受过虐待的个体或存在沟通障碍的群体身上。艺术性表达可以为揭示个体精神状态提供线索,给医疗专业人员提供重要的相关临床诊断信息(Demenaga and Jackson,2010)。尽管如此,这类研究尚缺乏有力证据。标准化生物医学测量模式常无法确认艺术性表达产生的任何影响一例如,有人对一些诊断为精神分裂症的患者进行随机对照试验,把他们分成艺术疗法治疗组、活动控制组与常规治疗组,结果发现三组治疗效果无差异(Crawford et al.,2012)。

创意实践:艺术创作

除艺术欣赏以外,近来人们对艺术创作有可能促进健康也产生了兴趣。研究表明,艺术创作有助于人们集中注意力、提高记忆力并增强沟通能力(e.g. Camic et al.,2013;Reynolds,2010)。积极从事艺术创作的人会经常提及"心流",一种有利于身心健康的最佳状态,是身心功能的协同增效,类似于一个轻松自如然而目标明确的最佳行为结果产生的超然、狂喜状态(Csikszentmihalyi,1997)。证据显示,集体性艺术创作活动有助于减少孤寂感并建立援助网络(Camic et al.,2013)。一些参与性艺术研究项目吸引着边缘人群或者多元化群体参与,其目标更为远大,如建立社区社会共融。有人可能会认为,这些活动中的艺术创作是广泛的社会过程中产生的副产品(Stickley and Duncan,2010)。此类研究注重参与者的集体体验,它由个体与社区的共同行为形成。而且值得注意的是,相较于团体共享体验,美学效果则没那么重要(Sánchez Camus,2009)。

创意传播

视觉艺术作品通常被认为是文化类产品,所以艺术创作项目中产出的作品不仅限于治疗。案例研究 6.1 说明,艺术创作能改变人,赋予人力量。在社会对残疾的认识中,人们关注的是社会结构的不平等而非个体伤残,这与人们对艺术创作的认识如出一辙。艺术作品可以公开展出,供人们鉴赏与评论,也可能被售卖,无需就其"品质"或伦理道德地位进行哲学讨论。例如,那些大多未受过专业艺术训练因而不受传统束缚的艺术家,还有那些患有诸如慢性心理健康问题或者学习障碍等严重问题的艺术家,素人艺术界会接受他们的作品。人们对这种未受过专业训练的人创作的作品感兴趣源于1945年艺术家让·杜布菲(Jean Dubuffet)首次使用的“原生艺术”(Art Brut)这一概念,它代表主流艺术之外或处于主流艺术边缘的作品的“纯洁性”。1972年,艺术历史学家罗杰·卡迪纳尔(Roger Cardinal)将这种艺术命名为“素人艺术”。自那以后,素人艺术圈不断发展壮大并颇具规模,世界各地很多美术馆专门为这类艺术开设展览,商业艺术博览会也开始售卖未经专业训练的艺术家的作品,其中一些艺术家还取得了相当大的成功,得到了艺术评论家们的认可。

案例研究 6.1 艺术转向

有一项研究针对心理健康方面出问题的人,其结果显示,参与艺术实践活动可以使人在个体与社会层面上发生改变(Visholm,2010)。我们深度访谈了四位向主题为心理健康的展会递交作品的人,谈到了他们的心理健康、参与的创意实践活动及其活动对他们产生的影响。之后,我们依托现象学方法分析了访谈数据。结果证实,公开强调艺术作品能治愈个体疾病,并在社会文化层面上,有时甚至在政治层面上采取行动,提出有关心理健康方面的问题,这样,艺术能够交流像疾病治疗那段私密的个人信息,艺术还能帮助跨越各种藩篱。艺术作品可以在意识或潜意识中消除社会对心理疾病的歧视,并帮助那些由于心理疾病而被剥夺社会权利的人建构新身份。访谈参与者“麦克斯”说:“艺术提供了一种全新的语言,你可以用艺术来表达你无法用语言表达的东西”。另一位参与者“萨拉”则描述了她在精神病发作与自我意识恢复过程中进行艺术创作时的感受:“第一幅画是关于我的治疗,我要解开这团乱麻,理出头绪。第二幅画是对‘我究竟是谁’的理解”。

艺术是教育:将视觉艺术融入卫生保健建学的跨学科探索

弗里德曼(Freedman)认为,将视觉艺术纳入学生课程内容,不仅有助于学生充实自我,而且有利于培养他们的文化认同感与政治思想意识(Freedman,2003)。视觉艺术与文学、哲学等学科一样,被应用于医学人文的教学中,其目的是向医生与医学生灌输整体观,尤其强调从患者角度出发看问题,同时还培养医生的个体发展。除医学人文外,医学之外的学科很少受到医学院校的关注。

人们普遍认为,跨学科教学有助于医学生以整体观来护理患者,整体观重视患者感受,鼓励共情。跨领域教学科研项目有助于团队建设,让学生了解不同方法与技能,这对他们取得有关资质后胜任跨学科团队工作至关重要。视觉艺术可以提供不一样的叙事,特别是对有表达障碍的患者或者在病症难以启齿的情况下。因而视觉艺术在这方面的表现相对令人满意,它能够帮助患者传递情感或者复杂的信息,度过疾病期,实现康复。欣赏现代艺术可以明显提高医学生的观察能力(Schaff et al.,2011)。在一个教学研究中,艺术家与解剖学家共同讲授解剖学课程,这样提高了医学生对人类形体的认识,例如,他们会注意到皮肤的不同色泽(Tischler et al.,2011)。

无论对临床医学生,还是对护理学生而言,艺术培训都能增强他们的共情能力与观察能力,有助于培养临床技能,显然它的适用范围超出了医学(Collett and McLachlan,2005;Frei et al.,2010;Tischler et al.,2010)。卫生保健专业人员采用以患者为中心的疗法,支持患者在治疗中积极合作,成为平等的决策参与者,而视觉艺术疗法与该疗法理念相契合。也有人认为,融入视觉艺术后的课程内容在提高学生艺术水平的同时,能够鼓励他们跨越科学领域,开阔世界观,而不被科学视角所局限(Phillips,2000)。除了被应用于临床实践之外,视觉艺术还有利于培养学生的创造力,同时让他们在紧张的职业训练之余得以休整。(Tischler et al.,2011)

审美环境:艺术与治疗空间

视觉艺术借助颜色、图案、纹理与比例来改变环境,所以它在人文学科中的地位或许独一无二。人们认为,卫生保健环境至关重要,能影响人的心情与斗志。有些研究已经运用视觉艺术来改善临床环境——例如,一家名为“画在医院”的慈善机构将艺术品租借给医疗机构(Paintings in Hospital,2014)——采用姑息疗法的患者被鼓励从家里带来诸如照片、被子等物品,使医院的环境“柔和”一些(Campbell,2012)。斯塔瑞考夫(Staricoff,2004)认为,以这样的方式利用艺术品不仅能改善医疗环境,帮助患者减少焦虑,减轻抑郁,缩短住院期,还能鼓舞医院工作人员的士气。虽然本章主要内容并非谈论医疗环境设计,但是应该把类似医院这样的社会机构视为“文化资源”(MacNaughton,2007),因为它们可以提供治疗空间,将这些治疗空间融入艺术及其他创意实践后能够影响有特定健康问题的人。在政府资助的卫生保健服务系统,如英国国家卫生保健服务体系(NHS)中,艺术改善医疗环境等问题往往不占主导地位,因为在这样的体系中,职能发挥、传染病控制与成本核算才是关注点。然而,如果怡人环境设计证明能节约成本——例如,可以减少住院时间——那么我们就可以有理由在临床环境中融入艺术。研究发现,医院中的审美性环境对住院患者而言极其重要。老年人是接受医疗服务的最大群体,一项关于老年人的研究表明,在疾病急性发作期,接受性艺术形式对患者起着更加重要的作用;而在疾病康复与痊愈期,患者则对参与性艺术活动更感兴趣(Moss and O’Neill,2014)。

作为卫生保健场所的文化空间

类似美术馆与博物馆这样的文化机构正在开始探索与卫生保健研究人员及相关组织进行合作。一般情况下,此类机构由政府或慈善组织支持,因而有责任面向大众,为公共利益服务。除高品质艺术品可供大众消费外,他们还通过教育、学习或综合性研究项目来与大众接轨。这种面向多样化群体的做法能够引发全民效应,因为它鼓励非传统参观者进入一直以来只有中上层人士才去的地方(Hanquinet,2013)。美术馆的治疗作用尚未得到充分开发利用——例如,这些场所通常针落有声,引发思考。它们以社区为基础,出入自由,不会让人感到难堪,因而能营造出一种“非临床”氛围,与卫生保健场所的临床环境形成对比。提高这些场所的利用率有助于为边缘群体提供社会文化资本(Gaulding,2013)。以这种方式利用美术馆和博物馆可以为公众提供选择性空间,以便管理健康,提升幸福感。除美术馆外,其他非传统性场所也可用来展出艺术品,服务于不同受众,例如,英国诺丁汉精神卫生研究院(参看案例研究 6.2;Institute of Mental Health,2014)还有一些废弃不用的商店,可以让很多包括那些可能从未踏过美术馆或博物馆之门的人接触到艺术。

案例研究 6.2　美术馆之外的艺术:非传统场所的作品展示

自 2009 年以来,英国诺丁汉精神卫生研究院不断展出精神病患者的作品。本书作者之一维多利亚·蒂施勒曾任职研究院艺术监督协调员,指导一系列名为“研究院艺术”的创意活动,包括展览艺术品,用艺术品进行宣传教育以及整理艺术品(参看 www.institutemh.org.uk/x-about-us-x/art-at-the-institute)。关键的是,研究院的办公大楼可容纳 200 名工作人员,他们从事着医疗、教育与研究工作,旨在改善精神病患者的生存质量。每年有成千上万的人至此进行培训、参加学术会议、参与其他活动等。起初,研究院只有少量捐献或购买的艺术品,而现在却能举办以“声音”“身份”“康复”等为主题的循环展。许多健康问题得以艺术性地加以描述,例如,自残、抑郁、心理药物、自杀倾向、注意力缺陷多动障碍以及季节性情绪失调等。

来自全英的二百多位艺术家曾在展会上展出过他们的作品，这些艺术家还被邀请到研究院来参观展览，同研究院工作人员以及参观者就展品进行交流。在这些艺术家中间，有很多人并未受过专业艺术训练；而对那些经过正规艺术训练的人来说，也是首次在一个非传统场所展示作品。患者艺术家们可以选择出售自己的作品，这样不仅给低收入人群带来一部分收入，而且也标志着他们从患者到艺术家身份的转变。展览为工作人员和参观者提供了激励性的工作环境，也营造出开放的氛围，促使人们讨论个人对心理疾病的感受。有些艺术家受心理疾病与治疗经历的困扰，常感到自己被边缘化，充满羞辱感，展览则对他们产生了巨大影响。某些作品存有争议，例如，展览一名自杀者创作的作品(参看 Tischler，即将出版)以及关于宗教题材的作品。展览吸引了不同领域的人士参与磋商和讨论，这些都说明艺术有可能改变并影响人们的人生态度。“研究院艺术”创意活动显示，我们可以成功地利用非传统环境为人们展出作品提供空间，特别是为那些机会有限或无类似机会的人，也让人们接触到能引发精神病讨论及其治疗的作品，进而带来比仅仅参观美术馆更广泛的公众。

证据何在?

很多探讨艺术干预治疗的研究在方法论上存在一定的局限性。有人系统综述或从现实主义角度梳理视觉艺术干预治疗后发现，这些研究无论分析过程还是研究结果都缺乏说服力(e.g. Beard，2011)，另外，基于艺术的研究方法经常被认为缺乏理论背景(Fraser and al Sayah，2011)。目前为止，大部分研究往往关注艺术在卫生保健领域中的参与度，而非接受度(Moss et al.，2012)。此外，人们对什么可算作艺术干预治疗的证据也存有争议。例如，有人认为，艺术参与治疗的好处显而易见，根本没必要进行实证性调查。还有人认为，要将视觉艺术应用于医疗实践，就应该像其他方法一样对其细致观察，特别是在打算将其纳入卫生保健有机组成部分时更应如此。在视觉艺术干预治疗中，某些方面还有待进一步探讨，如健康经济效益。从实用主义角度出发，医疗与社会保健背景下的干预项目由纳税人资助，理应表明艺术干预后产生的效果。然而，什么可以作为证据却一直是跨学科讨论的热门话题，特别是很难用标准化测量手段来评估艺术干预过程与经验。因而，今后的工作任务是挖掘新方法，例如视觉图像眼部运动记录系统，来充分展示各种视觉艺术干预效果(e.g.Reavey，2011)。

公众参与

视觉艺术是公众参与卫生保健研究的强大工具。目前，人们已加大力度转化科研成果以满足公众消费需求，让研究数据具有相关性与吸引性。视觉艺术以此为契机，艺术性地展现并诠释那些可能在科学细节方面复杂而费解的作品。作品经过提炼开发后产生“峰位移”现象，在允许艺术家可以创新的同时,还能发挥教育功能。英国伦敦维康信托基金会率先开展了艺术与医疗方面的合作,随之科学与艺术的界面交叉学科,所谓的"科学艺术"开始崭露头角(参看 www.wellcome.al.uk)。他们举办的展览探索了与卫生保健相关的一系列疾病及问题,包括心理疾病、成瘾、性神经科学、解剖史、死亡及临终等。此类展览说明,艺术有潜能教育大众并引起大众的审美反应。

这些展览在诸如心理健康方面既可以展示并诠释以卫生保健为主题的研究,也可以对大众起到教育作用。2013 年,英国诺丁汉的加诺格里美术馆举办了一场"精神病院里的艺术展"。该展览侧重于三方面,一是心理健康护理史,二是在精神病院运用艺术手段诊疗疾病的情况,三是广阔的社会文化环境对患者艺术作品的接受程度,如超现实主义艺术家如何看待患者的作品。展览旨在传递卫生保健方面有用的重要信息,同时激发公众的兴趣(参看案例研究 6.3)。类似这样易于公众参加的公共展览能营造出开放的氛围,鼓励大众参与和辩论,并挑战由疾病引发的羞辱心理。

案例研究 6.3　精神病院里的艺术

2013 年,在英国举行举办了一场重要的国际展览"精神病院里的艺术:创造性与精神病学发展",展示英国精神病院里的艺术活动。展览聚焦于 19 世纪以来精神病院运用艺术诊断以及治疗疾病的情况,同时也探索了大众对精神病患者作品的反应。

展览旨在形象地探索医学史观,另外,它还能对各类参观者在心理健康以及心理疾病患者护理方面起到教育作用。除展览外，还有以对话、工作坊与小组讨论等形式开展的各类教育学习项目。所有这些都吸引了参加者，大家就认知行为疗法、电休克疗法与住院治疗等与心理健康相关的议题发表意见并展开讨论。成千上万的人前来参观展览，参加相关活动，其中有小学生，还有来自艺术疗法、护理、医学、美术与咨询等专业的学生。此次展览吸引了多方人士参与到健康事务中来，突显了开放式社区场地与视觉刺激的价值。

超越常规：发挥视觉艺术在未来健康中的潜力

视觉艺术是治疗手段，也是教育工具，同时还可用于展览，通过阐释这三面内容，本章强调了在改善个体与群体健康方面视觉艺术目前已发挥的作用以及未来潜在的价值。为了更有效地发挥视觉艺术在卫生保健领域中的作用，建立行之有效、有先进理论支撑的工作机制，我们必须进一步开展跨学科合作研究。这需要艺术家、艺术治疗师、艺术史学家同来自医学、护理学与心理学等各方面的人员协同合作。目前，跨学科协同工作开展迅猛，也常是科研投标的要求之一。虽然这种工作方式令人兴奋，极富创造性，但同样也充满了挑战。分享并学习不同哲学、理论与实践范式并非易事。不过，近来研究表明，全新开创性的工作正在逐步开展。

艺术干预治疗的结构性方面的问题也很普遍。对于“证据”的本质，人文科学与自然科学依然存在分歧，辩论不断；生物医学在卫生保健研究与实践中仍旧占据最重要的地位，影响力也最大。目前,虽然跨学科研究日益增多,逐渐弱化了学科界限,但是,我们还需要充分开发利用视觉艺术,挖掘其在健康领域中的潜在价值。包括相关学者、实践者与健康出问题的人员在内的同侪团体,能解决学科界面产生的问题,也有可能促进深度学习,拓宽理论知识,它在这方面的作用独一无二,因此值得推荐。

小结

本章明确指出,视觉艺术在健康研究、健康教育与健康服务等方面发挥巨大作用的关键所在。视觉艺术有助于处理个体疾病体验,能在广泛的社会背景中促进个体沟通与科研交流,并改善临床与非临床环境,不过,除此之外,视觉艺术在健康人文领域内外还有其他更为广泛的应用。视觉艺术重视文化,再现美,还原历史,它在我们身上产生的效果立竿见影,因为视觉是我们的主要感官,我们生活在视觉文化中,视觉艺术本身就是提升我们健康幸福指数的催化剂。

7. 基于实践的证据:将人文融入卫生保健

本章标题有几方面的含义。首先,它涉及如何从实践中获取证据,当然,我们随后会就此讨论,因为卫生保健环境下的人文干预治疗与从实践中获取证据的过程十分契合。其次,它涵盖了把人文活动提上卫生保健议程并将之融入卫生保健实践所需的各种证据,肯定的是这也在本章的讨论范围内。不过,人文、证据与卫生保健三者之间的关系要复杂得多。不同文化对何谓证据看法不一,人们就如何有效开展人类研究观点相左,研究领域与实践领域冲突不断。因而,本章的核心任务之一即为探究这些文化及其不同的演变轨迹,提出建议来协调彼此之间的关系,继而使研究人员、卫生保健从业者、患者及日常护理人员从中获益。

或许我们最好先讨论一下循证实践,因为二三十年来,它一直是世界很多地区卫生保健领域遵循的基本原则;同时它也引发了一些问题的广泛争论:如何以最佳方式评估卫生保健干预,如何资助研究以及又如何教育、培养卫生保健从业者与研究人员。非主流观点若想得到人们的重视,就必须同循证实践以及循证医学这些影响力强大的概念相互比拼。

因而,在讨论何谓基于实践的证据之前,我们先了解与之相对应的概念——循证实践则比较合适。这有助于我们讨论本章标题的后半部分,即在有时保守的卫生保健环境与机构中,如何以最佳方式促成并实施人文干预。

萨基特等人(Sackett et al.,1996,第 71 页)早期对“循证实践”的界定至今仍得到卫生保健从业者与研究人员的广泛认可。它指的是“在对个体患者制订医疗决策时,医生(原文如此)系统性客观地评估个体经验与外部证据,审慎、明确、得当地利用现有最佳证据”。

循证实践建立了从高度可信到最不确定的证据分级体系,该层级体系在欧美国家得到了推广,它将随机对照试验——也就是实验——置于层级首位。例如,英国卫生部(UK's Department of Health,1996)分组归类了各种证据,依据信度降序排列如下:

1. 强有力证据来自于至少一个对多个精心设计的随机对照试验的系统性评价。

2. 强有力证据来自于至少一个对多个适当设计并有足够样本量的随机对照试验的系统性评价。

3. 证据来自于精心设计的试验,例如,非随机化试验、队列研究、时序或匹配病例对照研究。

4. 证据来自于由多个中心或研究小组完成的精心设计的非实验研究。

5. 权威观点、临床证据、描述性研究或专家委员会的报告。

因此,基于上述观点,唯一优于一项随机对照试验的是大量相似随机对照试验,后者的数据(也可能是对某些效应量的统计测度)可在荟萃分析或者系统性评价中累加。这就是证据,是卫生保健从业者开展工作的基础。

我们在其他书中曾特别提过(Brown et al.,2003),循证实践在科学、人文以及政治经济学领域得到了普遍认可。似乎许多卫生保健人员基本上都认为循证实践是一种医疗服务理念。

人们用大规模随机对照临床试验探查何种因素在卫生保健中发挥作用,这一主流研究方法如今受到了挑战。例如,沃纳和斯潘德勒(Warner and Spandler,2012)指出,小规模定性研究可能会更好地满足服务人员与服务对象的日常需求。然而,在制定健康政策及临床指南时,类似研究并没有得到足够重视,因为萨基特等人建立的循证实践层级体系影响力巨大。在英国,诸如考克兰协作组织(Cochrane Collaboration)与国家临床优化研究所(National Institute of Clinical Excellence)等机构尝试借助高价值证据指导实践。因而,在谈到不同类型"证据"的优势问题时,决策者、卫生保健从业者与医疗服务用户彼此之间观点大不相同。

"不过实际情况更复杂":循证实践的局限性

一直以来,人们认为最佳的科学证据应该能够指导实践,布莱肯(Bracken,2007)称其为"技术范式"(technological paradigm)。它在包括卫生保健在内的许多领域,尤其是心理健康领域中占有优势地位。大致来讲,"技术范式"认为,当一组干预措施应用于某些特定病患组时,我们可以识别出并对其进行研究。另外,技术范式相对而言不受社会环境、人际关系、价值观等因素的限制。就好像我们可以说，“这是一份针对产后抑郁症人群的故事讲述计划”“这是一项与护理学生共同进行的视觉艺术干预活动”，或者“这是一个用艺术疗法时精神分裂症患者进行治疗的小组”，等等。现在，让我们观察一下干预措施接受者是否比没有接受干预措施的同类病患表现更佳。乍一看，这一提议似乎合情合理。但是，让我们把这个过程分为几个阶段来分析。首先，上述目标人群很难明确界定。通过症状或者诊断结果对人群进行分类并没有多大意义，尤其是在心理健康方面，因为疾病类型划分界限与确诊某人患某种疾病的方式均模棱两可（Kinghorn，2011；Whooley，2010）。此外，一般情况下，人们的健康问题复杂多样，医疗需求也各不相同。身体失调（如果我们可以如此称呼的话）很少孤立出现，时常伴有其他合并症；在身体失调情况下，人们可能会同时出现多种心理与生理健康问题（Cunningham et al.，2013），而且身体失调与一系列其他社会心理因素相关，例如，资源处理、体能活动状况解决、社会关系应对等（Di Benedetto et al.，2014），所以，实践中我们通常很难准确界定人的健康问题所在，也很难针对某一方面进行精确干预。

然而，假设我们可以界定干预措施对其能起作用的目标人群。例如，就像特格纳等人（Tegner et al.，2009）所做研究，如果我们发现诗歌疗法能增强癌症患者的康复力，减缓他们的焦虑，这是否意味着诗歌疗法可以推广至所有癌症患者？大多数读者可能认为，这个主意对个体而言还不错，但是让我们仔细推敲一下其背后的推理过程。该过程需要把诊断为“癌症患者”的人归为一类,并给他们提供貌似对大多数人而言疗效最佳的干预治疗措施——“平均最佳疗效”。有些研究者(Bola and Mosher,2002;Warner and Spandler,2012)指出,这种做法通常是以牺牲具有针对性、灵活性、适宜性的医疗服务为代价。如前文所述,基于诊断结果将医疗服务用户划分为同类患者,其疾病相似性可能并不确定。沃纳和斯潘德勒指出,将自残人群与企图自杀人群混为一谈时常发生,但这可能会产生问题。患者对干预措施的适应性和治疗效果反应还会受社会中存在的社会阶层、年龄、性别、性取向、民族等方面种种差异的影响,而这些也往往与长期健康问题密切相关(Rogers and Pilgrim,2003)。

基于实践的证据:公正看待实践的丰富性

为了强调从实践本身可以获得大量知识,有些研究者提出了一个与循证实践相对应的概念,即“基于实践的证据”,这是个从点到面的研究方法,它结合卫生保健从业者的知识技能与医疗服务用户的意见,从日常实践经验中收集证据,从而为未来医疗实践,最终也为制定医疗决策提供依据(Lucock et al.,2003; Margison et al.,2000;Warner and Spandler,2012)。

沃纳与斯潘德勒(Warner and Spandler,2012)认为,医学研究应设法结合医疗服务用户自身的价值观与意愿,从而更能从整体上、更加符合实际情况地来认识临床实践。他们主张的意义关注更多地出现在定性研究中。因此,沃纳与斯潘德勒建议,研究应该概念化,以便将认知、情感以及更细微的行为数据结合起来。他们认为,运用这种方法进行研究可以获得对卫生保健从业者与医疗服务用户而言有意义的信息,同时又能为政策制定者以及服务委托者提供足够有力的证据。

卫生保健各领域实践者对基于实践的证据产生了共鸣,因为他们的实际工作相当复杂,有些内容循证实践无法捕捉到。像意义、感受、文化、梦境、关系,还有反思这些方面常常难以通过随机对照试验来理解。因此,人们呼吁在诸如护理领域,研究应超越循证实践,将信息素养、人文学、伦理学及社会科学内容包含在内(Jutel,2008)。人们已然时常运用艺术来转移患者注意力,进行治疗干预,特别是在心理健康护理方面;在治疗与教育方面,正如上文所引,“艺术独特地呈现了人类经验”(Biley and Galvin,2007,第 806 页),从而促成实现对人们经历的共同理解。许多诸如此类问题只有在临床试验中产生了意义,才能大致进行描述。一般情况下,剖析艺术或人文干预过程,解释它们如何产生最大影响并非易事。

基于实践的证据也存在着类似循证实践一样的难题。福克斯(Fox,2003)指出,有大量的社科研究在卫生保健,以及其他诸如社会服务、教育、青少年工作等领域被付诸“实践”,这给如何服务用户提供了丰富的数据,在某些情况下,也为改善服务质量提供了珍贵的依据。然而,学术研究者往往不愿花时间设法将其研究结果付诸实践,似乎只要将研究报告提交给资助人、论文被刊物接受、在研讨会上发过言之后,研究也就结束,研究参与者以及利益相关者便可完事回家了。

伍德等人(Wood et al.,1998)发现,卫生保健从业者意识到空洞的研究结果无法令人信服,他们期待研究结果能与自身专业经验相结合。伍德等人认为,为了使研究结果得以采用,卫生保健从业者有必要"参与"提出对研究结果的改进意见,也有必要参与研究过程,应考虑研究需结合本地实践活动。就像长期"实践过程"中的某一"具体时刻",研究结果不一定代表事实"真相"(Wood et al. 1998,第 1735 页)。

证据与人文之间:评价角度难及知识的政治性

当我们讨论人文干预及其发起人的言论时就会明白,为人文干预寻求循证依据同样也会困难重重,因为人文干预相对而言很少使用结果测定(outcome measures)与关键性绩效指标(key performance indicator)这样的措辞来表述。我们来看一个基于神话故事或民间传说的干预效果如何得以概念化(Sommer et al.,2012)的例子。民俗学者玛利亚·塔塔(Maria Tatar,1999)曾研究过神话故事在个体与社区生活中体现的价值,她指出,"神话故事广泛传播,持续流行",发挥着"重要的社会功能……"(第 xi 页)。她还指出,我们一直痴迷于类似的神话故事,某种程度上说明我们渴望"绘制地图",为人们在日常生活中遭遇个人、家庭、社会等方面的各种挫折时指明方向(第 xi 页)。明尼苏达大学的一位民俗学者杰克·齐普斯(Jack Zipes,2006)提出,神话故事是一种人们用于理解自我与周遭世界的"隐喻式交流模式"(第 95 页)。上述言论在研究民俗学与神话故事的学者中并非鲜见。条分缕析地评价它们虽有困难但并非问题的关键,因为真相隐藏在它们的内在说服力中,潜伏在人们对民俗的深刻见解中——民俗对相关人员发挥了什么功能?他们又怎样理解民俗?当我们讨论人们在心理治疗及心理咨询领域运用叙事与故事日益增多时,如何评价与检验这类言论就变得更加重要。叙事疗法咨询师巴克莱(Barclay,2007)也指出,故事具有类似功能。他注意到,“在文化神话语境中,故事利用比喻抚慰人心,借助隐喻平常化生活中的枯荣沉浮”(第1页)。布朗与奥古斯托-斯科特(Brown and Augusta-Scott,2007)认为,故事及故事重叙发挥着一种认知功能,换言之,它们与知识的本质相关。在他们看来,人类或多或少不可能直接认识世界——实际上,认识世界是叙事疗法的根本,因为大多数叙事心理疗法采用社会构建论世界观,而我们通过“鲜活的经历”以及替代性故事或“替代性故事的可能性”来认识世界(第xii页)。斯皮迪(Speedy,2000)认为,故事研究“承认人们有可能获取多重故事”(第419页)。塔塔(Tatar,1999)指出,就故事而言,“很少有神话故事的内在含义唯一、明确且毫无争议;大多数神话意义灵活,解释多种多样,另外,故事意义是从参与其中的读者互动协商中获得”(第xiv页)。因而,不同个体对同一故事可以有不同的理解,这就让医疗服务用户(或许也包括卫生保健从业者)可以通过互动协商故事的意义来审视自我困境。

后启蒙时期受现代性影响的科学研究,以及在循证实践运动中备受重视的研究工作,都以追求真理为目标。通过观察、推理以及逐渐提炼理论,知识可以无限接近“真理”(Popper,1982)。受此影响,研究的目的在于借助因果关系与经验来观察、分析并理解世界的方方面面。因而，我们在此讨论的意义互动协商与经验分析并无法满足这类研究要求，因为它以求真方式评价知识。此外，20世纪后期随着学术进步出现了众多不同的声音，要求重视那些之前被边缘化的民族、群体及各种经验。

举一个例子，拉玛扎鲁（Ramazanoglu，1992，第209页）认为，人们曾经激烈争论何谓“认识”，什么才算有效研究，之后便出现了一种特别的女性主义方法论。女性主义者在坚决抵制父权制的同时，质疑宏大叙事（Holmwood，1995，第416页），但却偏爱局部女性问题研究，重视经验研究（Gelsthorpe，1992，第214页；Oakley，1998，第708页）。

许多研究除运用其他批评研究方法外，还借助女性主义探讨研究者与研究对象之间的权力差异，引起了公众的关注。这些研究的研究对象往往是相对特权者以及他们眼中的边缘化人群。而后者通常是在性别、民族或者性取向方面处于边缘地位或者属于少数群体。拥有类似患者、罪犯、社会服务对象或小学生这样的身份意味着他们在专业技能或社会权力方面处于劣势地位。其他研究也从各种不同的理论视角出发，探究研究者与研究对象之间的关系。

研究通常涉及的研究对象是位高权重者，这些人研究权力位置较低的群体，并从他们身上获取信息。精英群体研究贫困人群，犯罪学者研究罪犯，医生与医学研究人员将患者纳入临床试验。而精英群体本身——高级管理人员、政客等——通常很少被作为研究对象集中调查，他们对自身形象有更多的控制权。这些研究中的权力关系一直是人们，尤其是女性主义学者关注的焦点。在这个研究领域内，标志性的研究成果有斯坦利与怀斯（Stanley and Wise，1983）从女性主义视角揭示权力关系，还有欧克莱（Oakley，e.g.1991）在新生儿方面做的突破性研究，她在研究中探讨了关系的作用以及研究方法，这种研究方法不是简单地发掘人类境况的真相，而是研究者及研究对象之间的双向活动，女性研究对象会对研究者提很多问题。

20 世纪 90 年代，人们对社会科学领域中后现代主义的发展潜力产生了浓厚的兴趣，这为之前被边缘化的声音提供了受关注的机会。此外，一些研究也尝试将研究对象的作用作为研究问题进行研究。例如，斯特罗纳克与麦克卢尔（Stronach and MacLure，1997）认为，“研究者”这一概念是在定义实践者或研究对象的对立面上建构出来的（1997，第 100 页）。

基于实践的研究：新方法、新效度

20 世纪 90 年代，一些研究者本着后现代主义精神讨论用新方法解读研究过程。他们在研究中运用一种新型结构，拉特（Lather）概括为“越界效度”（transgressive validity）（1993，第 676 页；Deluca，2011），它有别于广为接受的效度概念（你是否正在测量你认为你正在测量的）。在越界效度中，“效度”能够超越、挑战或颠覆相关话题范围内的现存观念。拉特将越界效度运用到社科研究中，试图消解传统观点的中心地位；他重新定义效度具有“多重性、不完整性、连续性”等特征(1993,第675页)。在人类研究过程中,越界运作模式从根本上问题化了源于实证主义的传统真理观,转而通过批评性地质疑文化上的有偏假定,寻求重新概念化“效度特有标准”(Moss,1996,第26页)。

福克斯(Fox,2003)指出,我们可以通过越界运作模式构思并实施“以实践为导向的研究”,这样的研究重视差异、挑战权力和束缚、鼓励抵制陈规、激励创新”(第89页)。在新型研究方法中,越界效度有助于用批判性眼光看待效度、证据与效度标准。莱德维特(Ledwith,2007)以类似方式谈到解放式行为研究(emancipatory action research)时提到,重要的是批判性思考而非简单得以参与。对研究者而言,让研究对象有意义地参与研究、加强双方合作至关重要,不过更加全面的解放式研究比单纯的参与性研究更进了一步,前者能够让研究对象在研究中帮助界定研究难点、确定研究问题、参与研究活动,继而努力运用研究成果改变社会。从这个角度来讲,研究旨在赋予群体力量,带来社会变革。例如,怀特与罗布森(White and Robson,2011)在英格兰东北部地区的学校开展了一项关于艺术与健康的研究,报告描述了长期规划参与性艺术活动以及共享创意如何有助于大众由内而外地表达健康心声,与此同时还有助于识别并解决当地社区民众的具体健康需求。这类行为研究旨在实现有效社会变革,内容涉及创意性活动、研究及目标,它结合了个体经验,促进人们根据自身健康需求参与进去,并且“承诺共享体验”(White and Robson,2011,第54页)。

此类研究活动将参与者的行为、艺术干预及议题变化相结合,其基础研究模式完全可能是对话式、辩证式、说明式以及诠释式的询问方式,因而,不同的研究视角对同一现实情况可能会得出截然不同的观点。事实上,经验丰富的行为研究者米歇尔·法音(Michelle Fine,e.g. Stoudt et al.,2012)已经多次指出,客观性代表了主流群体的观点,很可能和真理的关系不太大。因此,采用民主化方式,让人们参与界定现实情况本身就可以提供以效度为论点的解释性论据素材。其实,麦克莱恩(McLean,2014)在探讨创意艺术在人类医学中发挥的作用时就强调,卫生保健从业者与研究人员突然对之前时常没有发言权的人群所提观点产生了兴趣,这使后者感到惊讶。

参与艺术活动与实践能够改变人们的议题、对事物的认知,以及争论的话题,可以举一个例子来说明。马塔拉索(Matarasso,2012)研究艺术在老年人身上所起的作用,考查艺术在老年人成功度过老龄阶段中可能扮演的角色。艺术之于老年人不仅仅是惯常认为的陶冶性情的消遣,而且还是协商人们的社会地位与生活目标的基本方式。马塔拉索的研究基本没有讨论体弱与伤残这样的常见议题,而将目光聚焦于参与创意性活动以及旺盛的生命力。实际上,一些马塔拉索的研究合作者在退休之后才最终实现了他们久藏于心的创造性梦想。

我们之前提到的越界效度可以改变辩论内容或改变世界,这只是它的其中一面。在此类研究中,人们采用的主要研究方法要归功于近30年前由卡尔与凯米斯(Carr and Kemmis,1986)概述的“解放式”行为研究原则。然而,越界效度强调共享理性的差异性而非趋同性。它从开始就存在自反现象,正如斯特罗纳克与麦克卢尔(Stronach and MacLure,

1997)所说,在越界效度精神的指引下,越界效度本身也必然服从越界原则。

尽管有可能存在自反性,但越界精神的存在不一定会导致研究停滞或过度自我关注。为了揭示经验与实践的政治基础,“越界研究”及其研究方法试图质疑导致人们支配权不均衡的证据。例如,福尔曼(Furman,2006)讨论诗歌在探索疾病感受与住院体验中发挥的作用时提到:

“诗歌之所以能成功地表情达意在于它源自经验性语料,而这些语料本质上是感性的,能勾起人的回忆。诗歌意象化的语言使得读者能够进入诗歌,与诗歌建立个体化联系;作品中的意象被转化为同作品和读者相关的知识”(Furman,2006,第561页)。

福尔曼的诗歌与他的一段经历有关,他曾因患有恼人的呼吸窘迫症而住院治疗。福尔曼运用意象化与情感化的诗歌语言记录了当时的所见所闻、对自己死亡的预见以及同医院工作人员还有亲人的互动。另外,随着诗歌的推进,它同异域文化中其他早期诗歌讲述产生共鸣,例如,所谓的“短歌”(tanka)或重复性的“盘头诗”(pantoum)。

福尔曼运用诗歌形式旨在产生某种有意义的东西,不过他采用的方式却背道而驰于“一致性标准效度:一种非指涉性效度,关注语篇如何发挥作用”(Lather,1993,第675页)。借助诗歌形式呈现生活经历,这同著名的社会科学家诺曼·登青(Norman Denzin,1997)所主张的方法一致。登青主张利用语料的多种替代形式唤起参与研究的读者深刻而强烈的情感回应。根据此观点,表达性艺术与创意性艺术有可能增进人们之间的理解,形式新颖地展示悖论式或辩证式等微妙的思想或观念,并且能够概念化那些难以还原的人生经历或过程。

考虑到上述所讲会影响到我们如何理解与评价研究,所以让我们简要回顾一下拉特(1993)与德路卡(2011)对效度理念的概述,该理念虽然在学界未得到广泛好评,但它也有积极面,尤其是非常有助于我们审视艺术与人文在健康领域中发挥的作用:

1. 拟像式或反讽式效度是拉特提到的第一种越界效度,涉及对效度表征提出的质疑。根据这一效度,应该把真理本身问题化。所有效度证据距离真实经验至少一步之遥,经验通过语言获得了可用于交流的符号形式,但语言往往并不能完整全面地反映实际情况,因而经验与经验之源有些许不同。

2. 悖论式效度是拉特主张的第二种越界效度,这种形式的效度避免用逻辑方法解决问题,它允许大相径庭的证据同时存在,提醒我们控制清洁自然的欲望,抑制消解相悖效度证据的冲动。悖论式效度意在让我们意识到证据“脱离不开特定情境,它不完整,并存有误差,需小心谨慎待之”(Lather,1993,第 685 页)。

3. 块茎式效度是拉特所说的第三种越界效度。哲学与社会科学中的块茎概念源自德勒兹与瓜塔里(Deleuze and Guattari,1980),涉及块茎的理论研究在表示与诠释数据时,会考虑多重、非层级式的介入点与退出点的存在。它有别于传统的"树状"知识模式,即沿着时间线用图表显示因果性,试图寻求"事物"的源头,旨在达到制高点或得出结论。从另一方面来讲,块茎式效度关注意义链、权力机构以及艺术、科学及社会斗争环境之间持续存在的联系。

4. 拉特提出的第四种也是最后一种效度是软效度,它提倡我们参与实践,反省自我,进而寻求道德主张(Lather, 1993,第 685~686 页)。这种效度通常被视作女性气质构造,以区别于男性气质构造中的"硬"数据。它关注研究者参与到研究对象及其感官世界中的程度与性质。实际上,欣赏音乐、戏剧、诗歌或视觉艺术等都会用到感官,这通常是一种感官愉悦体验。谈到软效度,我们还可以检验效度理论与实践如何普遍反映强大的男性视角。此外,软效度还提醒我们需要检验效度过程,还有与之相关的来自不同性别、文化与政治地位等多重视角的证据类型。

回到我们最初所关注的两个问题,一个是健康人文中证据的本质,另外一个是证据如何来自于实践,又如何影响实践。我们希望已经阐明,这些问题的答案并非一目了然。大量有关循证实践的研究著述过度依赖随机对照试验,将许多艺术与人文干预置于不利地位,因为通常情况下,这些干预无法用随机对照实验进行评价,它们不同于药物疗法,很难想象用一种合适的安慰剂来替代这些积极干预治疗。另一方面,基于实践的证据有存在的可能性。正如本书所说,这是一个丰富的领域,积攒有大量经验财富。然而,对卫生保健从业者、研究者及研究对象的自身经验进行研究绝非易事。女性主义者与后现代主义者认为,我们在研究中应该重点关注谁的现实情况,又如何将经验转化成研究报告,这些都困难重重。实践——至少是严谨细致开展的实践——无法产生能够作为“证据”的唯一现实。

因而,我们了解的艺术与人文有利于健康的证据大多可以随时从阐释学、叙事学或后现代角度论证获取。已有大量研究尝试利用女性主义、后现代主义以及各种理解性、阐释性研究方法就此得出有意义的结论。因而,任何单个研究分析仅是一种“尝试性研究陈述,它开启了一个多种可能性解释并存的广阔领域”(Churchill,2000,第 164 页)。萨文 - 巴登与费舍尔(Savin-Baden and Fisher,2002)指出,研究者可以“认为虽然信任与真理让他们能够……借助显示研究对象……的生活方式来解释杂乱无章、纷繁复杂的语料,但是这些信任与真理却脆弱不堪”(第 191 页)。目前,大多数涉及研究方法的文献都声称,从定性研究中概括或推测研究结果的做法不恰当,然而,没有必要对此全盘否定,相反,这提醒我们要以谦虚、探讨性的态度对待研究结果。科斯腾等人(Kersten et al.,2010)建议,如果我们足够明确地说明研究环境、研究对象的招募情况、运用的研究方法以及研究者从中扮演的角色,那么读者就可以判断该研究同自己有多大关系(Sandelowski et al.,1997)。实际上,在某些情况下,健康人文领域中的研究工作与著书立说会有一些“很有力、令人信服的知识论断,它们自带效度,如同一件感染力强的艺术品”(Kvale,1996,第 252 页)。

研究评价:我们何以得知它们行之有效?

在《民族志出了什么问题?》(*What's Wrong with Ethnography?*)一书中,马蒂恩·汉姆雷(Martyn Hammersley,1992)建议,评价民族志工作的指标应该是可能性与可信性——即资料有足够数据来支持研究结果的信度吗?汉姆雷还建议,我们应该讨论研究的相关性,可以看研究对相关主题能否提供有价值的信息或者补充文献。他还指出,研究内容针对的受众也很重要,如医学期刊所载内容与面对一群日常护理人员所做的报告截然不同。

人们关于如何评价定性研究的争论越来越多。芬利(Finlay,2007)谈到清晰度(讲得通吗?)、信度(有说服力吗?)、贡献度(增加见识吗?)以及交流回应度(吸引读者吗?)。马迪尔等人(2000)提出了内部连贯性(internal coherence)、反常案例分析(deviant case analysis)以及读者评价(reader evaluation)等概念。内部连贯性指的是一项特定分析能够合乎逻辑、没有矛盾地"结合在一起"的程度。反常案例分析则指要讨论不符合分析框架的反常值与数据。读者评价指的是研究令读者产生深刻见解与认识的程度。马迪尔等人建议,我们应该广泛依赖每一条引用的数据,以便让读者自己解读。他们进一步建议,"从事定性研究的研究者有责任明确立场,在研究过程中坚定立场,并对研究结果给予恰如其分的评价"(Madill et al.,2000,第 17 页)。

随着在健康人文干预方面的知识增长,我们需要讨论怎样才有可能收集到或汇编各种不同的研究或信息线索。近几年，综合集成法（metasynthesis）已被视为一种可以整合多种定性研究的方法。它同系统评价及荟萃分析研究方法类似，研究初始要求确定恰当的术语，并以此来搜索可用文献，所不同的是，其分析模式为主题式而非统计式。

诺布利特与哈瑞（Noblit and Hare，1988）提出了实施综合集成法研究的三个阶段：

1. 交互阶段——识别反复出现的主题与观点，文献查阅者可以确定它们的内容、来源及出现频率。

2. 反驳阶段——识别反常规的主题与观点。

3. 论证路径——建构能总结研究并能表述研究结果的语句。

举一个例子，萨尔特等人（Salter et al.，2008）运用综合集成法研究脑卒中幸存者的生活经历，结果从 9 名患者身上得出的结论惊人地相似。首先，这些脑卒中幸存者的生活都发生了骤然压倒性与根本性的变化。其次，他们在身份改变与转化的过程中大多伴有失落感、不确定感以及社会孤独感。不过，进一步的主题性研究发现，幸存者有身份适应与身份协调能力，这有助于他们采取有意义的康复行动。

此外，健康人文领域中的各种阐释性研究方法越来越多地与综合评价研究项目中的其他研究方法相结合。运用这种混合方法评价复杂的干预措施日益受欢迎，许多出资机构（e.g.the UK Medical Research Council，2008）甚至建议随机对照试验应辅以定性研究。与此相关，达利等人（Daly et al.，

2007)建议,应该构建一个等级体系,在实践者采取行动或政策制定时,可用于评判其定性研究的价值。达利等人比较重视概念上的复杂性研究,这些研究会根据主题概念分析全部可用数据,不过即便如此,仍可能因为个案样本缺乏多样性而致使研究结论的客观性受到限制。他们还认为,较易概括化的研究能利用概念框架挖掘出一个适度多样化的样本,也能解释全部研究数据。而要通过单一个案研究产生令人信服、与实践相关的证据最不可行。一项研究若大部分是描述性内容,那么其引文可能会很有趣,但是因为概念分析深入细致程度不够,所以几乎无助于广阔的实践领域。

达利等人(Daly et al.,2007)还承认,定性研究有诸多用途,例如阐明治疗问题——探究为什么一些医疗服务用户对某些干预反应更好,再如系统性批评当前实践等。一般情况下,我们只有借助深入细致的定性分析才会获悉,标准实践未必有利于某一个或多个群体。在广阔的卫生保健领域,定性分析可以帮助我们识别各种变量与因素,而这些变量与因素能够为支持或反对某项干预与方案提供关键证据,也可以为制定更好的卫生保健政策奠定相关的证据基础。

小结

最后,我们想问,在卫生保健领域中是否总要在采取随机对照试验之后才能开展人文实践活动?当然,基于前文所述,答案是否定的。我们是否需要质疑与审查我们所做的研究工作所依赖的证据?不可否认,答案却又是肯定的。无疑的是,我们需要保证聊胜于无,我们还要经常向那些掌管经费的人展示这一点。要想改善患者的疗效,整合各种恰当的方法很可能是最佳解决途径(Upshur et al.,2001)。无论是医疗服务用户、研究者、卫生保健从业者或是管理者,如果我们希望能更加全面地看到将人文融入卫生保健中的态势全景图,就应该对各方面知识加以重视、充分了解,尤其重要的是进行整合,这才是至关重要的。

8. 创意实践　共同康复

因篇幅有限，本书不可能将其他众多以艺术与人文为基础的学科和实践活动一一尽述。除了这些学科与实践活动外，人类学、叙事与文学、语言学、音乐、视觉艺术等均在健康人文学中不断发挥着作用，新兴领域健康人文学就此迎来了全新发展机遇，这是不言而喻的事实。我们前面已经说明了两点，一是创意实践是世界范围内社会活动的一种主要形式，二是艺术疗法与表达性疗法已成为身心健康服务方面的既定疗法。针对第二点让我们再举些例子来佐证，研究已证明，艺术对"以康复为目标的心理健康服务"至关重要(Spandler et al.,2007)，艺术可以帮助人们打破社会壁垒，表达并理解人的各种经历及情感，还有助于人们重建身份与社会共同体，等等(Brown and Kandirikirira,2007;Devlin,2009;Secker et al.,2007)。

艺术与人文领域中的创意实践将会成为卫生保健领域中所有人员，即卫生保健工作者，还有患者与日常护理人员加强社会凝聚力、实现共同康复的主流。可以说，接下来即将取得的成就，比迄今为止运用其他一系列"疗法"所取得的成就都更彻底、更具有变革性。文献证实，创意实践不仅有潜力促进共同康复，而且对未来解决身心健康幸福方面的问题也能提供非医学专业化的解决方案，其作用独一无二。克劳福德多年前就已在脑海中萌发了"共同康复"的理念

(Crawford et al.,2013b),彼时他发现自己工作的精神病院环境不大理想,患者康复所需资源被削减缩水。

克劳福德邂逅“共同康复”

医护人员竭尽所能,可是医疗环境却不尽如人意。我意识受到这种糟糕的环境,也发现自己在竭力保持积极的心态。我自问:“我怎么会在这里?”我这样问自己,好像我是患者而非医生。我很沮丧并开始怀疑,在卫生保健领域尤其是从事心理健康工作,对于我自己的健康幸福而言是否为最佳选择。我质疑,医生照顾患者所需的情感与知识能量从何而来。当自身健康受到威胁,我又怎能为他人的生命助力?后来有一天,我正走在医院脏兮兮的主廊上,突然听到了音乐声。音乐很优美,所以我开始找寻来处。原以为会碰到有人带着收音机或音乐播放器,后来却发现一位患者坐在病房外的地板上吹奏黑管。这可不是普通的表演,它未经雕饰,优美抒情,令人着迷。显而易见,音乐对我产生了影响。我驻足、陶醉其中。紧绷的肩膀舒展了,呼吸平静了,面部肌肉放松了,我闭上眼睛虔诚接纳。我嘴角轻扬,身体向上,我记得那与往日不同的气流慢慢穿过鼻腔的感觉,仿佛音乐在经由耳朵被听到的同时,也由此进入了我的身体。那一刻,我正在接受康复治疗,这一点当时并没有意识到。不是我帮助需要关爱的患者康复,而是那位病患音乐家在帮助我康复。此后,我开始思考谁帮助谁康复的问题。后来我得知,那位黑管演奏者是英国最受尊崇的爵士音乐家之一。

谁助谁康复这个问题至关重要,原因在于,如果我们只接受心理健康与综合性卫生保健方面的传统医学观点,就很难不把患者看作医疗专业服务对象,视专业医护人员或治疗师为患者康复的唯一服务者。我们还要继续维持这种康复模式,让其一成不变吗?对于健康出问题的人,我们是否只把专业医护人员或治疗师看作医疗服务及医疗解决方案的提供者?反过来讲,社会文化资本有助于改善专业医护人员与治疗师的健康状况,那么,我们是否只把患者与日常护理人员视作借助医学专业知识来获取社会文化资本而却无法对之回馈的人群,从而促进医患共同体的形成?毕竟,像日常护理人员、卫生保健与社保工作人员,甚至是健康机构的教育工作人员这些人也会承受巨大压力,出现心理健康问题,遭遇职业倦怠等(Edwards et al.,2000;Pinquart and Sörensen,2003;Rudow,1999),他们也需要接受康复治疗。从这个角度来讲,我们认为主流康复范式应有所改变。

克劳福德等人的著作中曾粗略谈过(2013b),一项由艺术与人文研究委员会与英国研究委员会资助的高度协作性重大研究项目已启动。在该项目中,我们一直致力于寻求借助艺术与人文领域中的创意实践来加强社会凝聚力,互助互惠,在心理健康幸福方面大家携手实现"共同康复"。然而,毫无理由把"共同康复"只局限于心理健康方面,该理念同样也适用于综合性卫生保健与公共卫生服务。

"共同康复"源于"康复",后者在心理卫生保健中的影响力日渐增强,无论心理健康方面出现何种症状或存在何种缺陷,它都可能有助于让人生活过得有意义,重新振作起来。

不过通常情况下，围绕康复而实施的各项举措往往只关注那些被认为有健康服务需求的人（服务对象），而忽略日常护理人员、卫生保健与社保人员以及教育工作人员，后一类人自身的基本健康状况或心理健康幸福问题也需要“康复”或“痊愈”。换句话说，我们在此提出基本假设，创意实践是一个强有力的工具，能够把生理与心理健康方面的社会实践参与者及共同体团结起来，包括有各种健康与心理健康需求的人、日常护理人员、卫生保健与社保工作人员以及教育工作人员，大家携手建立并凝聚共同体，互助互惠，从而改善人们的身心健康状况，提升幸福感。是时候不能只关注特定患者群体康复、治愈特定疾病了。在此，我们建议使用“共同体”一词，虽然该术语还有众多其他简单化，甚至存有争议的定义。

克劳福德等人（2013b）指出，创意实践、共同康复顺应了“相互依存的发展新潮流”，符合日益增长的“合作意愿”（Murray，2012）。图（Tew，2012）等众多学者已经证实，社会文化凝聚力能促进人类康复。然而，促进人类身心健康这一重要目标在卫生保健服务业的核心环节中占有多大分量？显而易见，当面临当代卫生保健服务问题时，人们大多从医学与药理学而非共享共同体价值观及参与共同康复中深挖解决方案。很明显，医学与制药公司既不关注人们能否自助与复原，也不涉及在共同体背景下身心健康怎样“相互共生”的问题。尤为重要的是，这些卫生保健服务中的支柱也未涉及或设想如何让卫生保健从业人员、日常护理人员、患者及自助人员等共同体之间自然而然实现利益分享或互惠。在资本匮乏的未来，共同体间互助互惠也许是鼓励社会参与、促进社会繁荣、推动可持续发展以及实现人类健康幸福的最佳方案。在撰写本书时,英国与其他许多主要国家正在实施财政紧缩政策,数据显示这些国家的人口形式在不断地发生变化,面临着挑战。例如,英国老龄化人口及痴呆患者人数增长足以威胁集中式卫生保健与社保服务体系的可持续性发展。

随着生理疾病、残疾与精神痛苦负担的加重及治疗成本的不断增加(可参看 Centre for Mental Health,2010;European College of Neuropsychopharmacology,2009;Wittchen,2011;World Health Organization,2005),一种新型康复模式浮出水面,我们称之为“共同康复”。它源于“康复”理念,该理念产生自英美民权运动与幸存者运动,最为直接地表现在心理卫生环节。康复运动发展声势浩大,它倡导将有精神痛苦人士或残障人士融入社会大环境,强调并加深他们对自身处境的认知,提升复原力,挑战既定知识权威与知识团体。这场运动涉及的人们渴望拥有更美满的生活、获得就业机会、接受教育以及享有充分公民权。目前,这种康复模式在全世界范围内,尤其是欧洲,越来越普及(Department of Health,2011;WHO,2005),得到了专业机构、第三方组织及行动者运动的支持(Boardman and Shepherd,2009;Shepherd et al.,2008),同自助与复原模式相吻合(Amering and Schmolke,2009)。此外,它更加注重能促进人们身心健康的社会环境,因为社会环境可实现身心健康平衡,尤其是在体面住房、就业及其他社会资本等方面能凝聚多方力量与资源,从而成就健康民族。

然而,“康复”行动并非单向性,也绝非由任何单一支持者或评论者群体来完成。事实上,在“康复”周围形成了一个湍流场,场内有关于“康复”的各种定义、折中观点及应用方式。这个概念尚存争议,引发了关于康复是谁之责任的辩论。康复运动是民众人人参与、同侪携手,还是由专业人员控制与安排? “康复”与“治愈”同义还是同源? 我们的观点是,对于与上述观念有关的各种可能性社会行为,康复都有助于其发生,但当康复与相互依存原理或原则结合后可以发挥其最大优势。我们认为,两者结合后,新型机构、新型实践活动、新身份及有关“康复”的新话语将得到充分发展,它们还可跨越身心卫生保健服务,为人们提供更加适应未来的社会支持,加强社会凝聚力。

稍作一下总结,为了改善健康状况,提升幸福感,人们通过共同参与实践活动及与他人建立各种关系,共同创造更具复原力的生活、形成积极的社会文化链接,这样做可能不只影响那些有特定生理或心理健康问题的人。它是种互助互惠式的共建活动,寻求让所有参与日常与非日常卫生保健或健康活动者在健康幸福方面获益,其目光不只局限于个体患者或医疗服务用户,还包括所有日常护理人员、卫生保健与社保工作人员及教育工作人员。卫生保健与社保中的同情心设计方案(Crawford,2013a)融合了各种共同康复理念,创意实践从中可发挥中流砥柱作用,随后还将讨论这一点。

从互助互惠的角度出发看待康复,为人们开辟了新的路径,我们既可以审视在群体或共同体内外部如何借助体验分享来恢复身心健康,又可以考察创意实践如何协助完成互助康复过程,它有别于传统上只关注明显有需求的个体,即患者或医疗服务用户，而这种只关注个体的康复观念迄今已对健康服务与健康政策产生了影响。共同康复是过程互动、身份构建与社会关系确立的基础，因为它是从更深层次的社会角度理解身心健康康复过程。该术语涵盖范围较广，囊括了一系列有助于身心健康的因素。

在生理或心理方面有健康需求的人，日常护理人员、卫生保健与社保工作人员及其他相关从业人员，如教育工作者，常被视作分割或分开的个体、群体或团体。基本没有任何综合性研究借助视觉艺术、音乐、舞蹈、戏剧、故事/叙事、历史与哲学等领域的共享创意资本来培养这些个体、群体或团体间的互联互通，让他们或接受他人对自我身心健康幸福服务，或为他人身心健康幸福服务。

为了转变观念，培养创意实践、共同康复的理念，从而更好地实现共同体连接，改善公众身心健康状况，提升幸福感，我们需要汇聚各类学术与共同体合作伙伴，分享彼此见解、问题解决方案、问题处理方式与分析问题工具。此举预示着公众对促进身心健康方式的愿景发生彻底改变。它将帮助那些面临困难、挑战或伤残的人士、其日常护理人员、卫生保健与社保工作人员及其他相关从业人员，在社区艺术、成人社区学习、服务对象/幸存者及护理人员群体与组织的实践活动中，共建“人人平等、彼此认同、联系牢固的共同体——成员们有共同希望，相互同情，团结一致的具有复原力的共同体”(Crawford et al.，2013b)。长期以来，人们一直从医疗/专业领域中而非基于共同体来寻求护理问题的解决方案。以心理卫生问题为例，有人认为，传统意义上的主要解决方案有缺陷(Bentall,2009),英国医学研究委员会甚至指出,“心理健康领域研究能力欠缺,研究问题一直以来也相对棘手”(2010,第3页)。同样,在生理卫生与公共卫生方面,专业人员针对个体或目标群体,主要采用循证与专门临床干预手段来解决问题。这些现象的存在都为康复模式改革提供了肥沃的土壤。尽管康复运动强调心理健康方面非医学专业性的解决方案并提倡自助(Beresford et al.,2010;Davidson et al.,2010;Repper and Perkins,2003),但是还有很多工作需要我们来完成。首先,心理卫生康复运动虽然产生了不同的专业化与基层化康复模式,然而它们只重视个体康复而忽视共同康复。另外,康复运动也缺乏雄心壮志来促进通用康复模式的形成。改善公众身体健康状况,提升幸福感是一项团结一致、跨越共同体、互助互惠的活动,可以让所有参与方获益。

通过创意实践来实现共同康复,为了更加明确这一点,首先,本章将审视以日常护理人员为中心的解决方案,该方案与健康人文学中的创意实践有关,并能促进共同康复。最后,本章将考查“同情心设计方案”理念如何与共同康复有关,又如何拓展共同康复的应用范围。

以日常护理人员为中心的解决方案

英国日常护理人员约有650万,人数大大超过有130万的卫生专业人员,到2037年,前者将增至约900万(Carers UK,2013)。同样,美国日常护理人员有6 570万——占美国成人人口的29%——他们承担着照顾残疾人、老年人或患者的责任(The National Alliance for Caregiving and AARP,2009)。这些日常护理人员往往不受重视,是几乎不被关注的隐性“劳动力”,但他们却维持着国家健康,虽得不到什么支持,却尽力做到最好(Crawford,2013a)。按理说,这些目前尚未得到正确评价、未被充分代表的群体可以为卫生保健及健康专业服务提供解决方案。其实,世界上每个国家都存在着这样的人,他们占人口的一大部分,在卫生保健与社保服务方面起着举足轻重的作用——几乎是支撑着现有各种卫生保健服务的中坚力量。

案例研究 8.1　“没人关爱护理人员”

A 是一名 50 多岁的妇女,膝盖患有关节炎,未与三个成年子女同住,离婚后独居。其母 J,84 岁,在 2010 年诊断出患有阿尔兹海默类痴呆症。A 说:“我知道她身体出问题了,但是首诊的精神科医生不听我的意见,做完一个测试后,医生说:‘她得了 28 分,不是痴呆’。他勉强同意安排一个脑部扫描——我坚持认为母亲有问题,因为当我们结束就诊离开时,她都不知道我们在哪里,也不知道我们刚刚见过的医生是谁。20 分钟后当我们到家时,她说谢谢我带她购物!”在复查时,另一名精神科医生确诊她患有重度阿尔茨海默病。A 说:“我很震惊——我知道她患病了,但如果我没有坚持做脑部扫描,我们就无从判断!”之后,J 被当地骗子骗了几次,损失了大量金钱。警方接警后认为,她是需要社会救助机构照顾的成年人。让 J 在一个全天候护理之家住下来确保其安全,这花了两年的时间——中间因看护不当造成过几次意外发生。

A发现专业服务大多情况下靠不住,用她的话说,“他们抗拒一切会涉及成本的服务”。不过,她却在当地一家护理人员咖啡店找到了极大的安慰,有人向她推荐了两个重要的健康人文资源——一个是迈克尔·伊格纳季耶夫(Michael Ignatieff)的小说《瘢痕组织》(*Scar Tissue*)(1994),另一个是阅读机构针对护理人员制订的提振心情书籍计划(可参看第三章)。它们既是一种消遣方式,又能推动知识积累,还让她感觉到有人能理解并感受到她的体验(在伊格纳季耶夫的小说中能找到同感)。

当被问及什么对她帮助最大时,A表示是当地图书馆面向护理人员设立的阅读小组。她的护理体验是:“没人关爱护理人员——甚至当我走进医院做手术时,我也是独自一人。没有人帮忙——别人只是告诉我让邻居照看我母亲,给她吃药喂饭。我们一路挣扎,当我要求完成护理人员评估时,大家对由谁来完成意见不统一,所以我放弃了。没人关爱护理人员。”

感谢A.B同意在此分享她的故事——应其要求,细节部分有所修改。

在英国,尽管从住院护理转向社区护理已走过了几十年的路程,但是我们如何确保这些社区、家庭与社会网络体系足够强大、具有复原力,能像人们所期待的那样,完成复杂且具有挑战性的护理工作,这一点还不太明确。从全球范围来看,要求国家在卫生保健方面遏制支出的政治诉求相当频繁,再加上经济不景气,在此背景下,我们应该适时把重点转向坚定地支持卫生保健领域最有价值的人群：日常护理人员。

英国此前政策制定方向正确，例如，英国卫生部颁布的《认可、重视与支持》(*Recognised, Valued and Supported*, Department of Health, 2010)及《关爱护理者》(*Caring about Carers*, Department of Health, 1999)两项行动计划，以及地方当局制定的大量政策与实践活动，还有英国国家医疗服务体系与英国教育标准局面向青少年护理人员的护理评估与教育等等，但是现在国家也应适时地审时度势，评估政策执行过程，并进一步加强已采取的政策措施。重要的是，要清楚不同机构的解决方案应整合统一，而非各自为政。我们需要所有法定卫生保健与社保服务人员同日常护理人员及上述机构通力合作，履行正规的、可接受审计的工作职责，包括为护理人员提供更加统一协调的线上线下教育与培训，为日常护理人员提供稳定的同行与社会支持机制。我们也需要更加关注，以何种最佳方式与日常护理人员一起，改善他们的健康状况，提升他们的幸福感，制订护理人员支持计划、推进日常护理人员教育，进而最大化自助康复、家庭康复与社区康复方案的效果。重要的是，我们还需要超越人们传统上改善健康、提升幸福感的方式，研究如何借助艺术与人文来减轻日常护理人员的负担、让他们在照顾所爱之人的同时有途径实现自我康复。这也是部分慈善机构新近关注的焦点，例如，英国有一家名为艺术核(Artcore)的慈善机构为护理人员提供了创意性休假。尽管如此，我们还有大量的工作需要完成。

在卫生保健研究与发展方面，英国政府近五年来一直致力于调动患者、公众、曾经及当前的医疗服务用户参与卫生保健研究工作。这也是卫生保健合作性研究与实施机构的一项工作任务。不过,如果让日常、义务卫生保健与社保工作人员也参与研究工作,那么还是有空间可以拓宽英国国家医疗体系与卫生保健服务机构的研究视域。此外,要优先考虑让这些人获得机会接触艺术与人文中的创意实践、吸引他们参加创意共同体。迄今为止,人们很少关注人文与艺术如何帮助日常护理人员,让他们从中受益,改善他们的健康状况,提升他们的幸福感,消除他们尤其是在家庭环境中照顾像痴呆之类需长期休养的慢性病患者时产生的隔离感。护理人员积极地参与下列创新性文化生活极其重要:宣传艺术与人文有助于健康的网络创意活动,还有创意慈善组织、博物馆与美术馆等举办的活动,因为它们都可以减轻护理人员的负担,加强护理人员与社会的联系。

将日常护理人员置于卫生保健服务中心而非边缘地带,同时拓展创意资源,促使他们参与其中,这些做法推广后的价值不可估量。加强日常护理人员与外界的文化联系可以让他们暂缓、减轻护理压力,这是他们非常渴望的,同时也可以提高他们面对护理工作时的复原力,克服他们时常产生的隔离感。加强日常护理人员与外界的文化联系不能只限于医院活动,或社区家庭随访,还可以是参与新型在线网络创意活动,尤其是那些旨在同时能促进当地社区发展的活动。现在是时候了,我们应将日常护理人员挪至舞台中心,让这一任何国家都拥有的宝贵资源更好地与社会连接,推动文化资本中的这一潜能在实践活动及社会包容性方面发挥更大的影响力。

案例研究 8.2 涉及两项活动,活动虽为自发,却能说明艺术与人文有可能使日常护理人员的生活体验发生实际变化。无论园艺艺术、在线阅读小组、流动视觉与表演艺术,还是当地历史等都应加以利用,并发扬光大。然而,迄今为止,艺术与人文在卫生保健领域的应用大多一直在医院这类专门机构中进行,治疗方案也往往针对患者与医疗服务用户,而非日常护理人员,此外,它们在多样化的社区环境中也并非既定做法。

案例研究 8.2　个案研究

作者克劳福德的前岳父照顾患有阿尔茨海默病的妻子十年。在这十年的大部分时间里,他的活动范围仅限于房子与花园。后来,他终于可以一周暂时休息几个小时,比较自由地走出家门与朋友重建联系。但是,同参与文化活动相比,这似乎对他的心理健康幸福没有太大影响。他开始打理自己的花园,对花卉进行艺术化人工造型,并赢得了两届所在城市设立的"盛开的花园"奖。至此,在自己简朴的小花园展示的作品延展到了社区,也让他有机会获得社区关注,路过的市民与竞赛评委积极评价了他的作品。此外,他还在家抽空研究家族史。

在英国乃至全世界,如何将"创意实践、共同康复"的理念运用到日常护理人员身上,以便解决未来卫生保健服务方面出现的问题,这对政府来说颇具吸引力,因为在未来几十年间，这些政府需要应对日益严重的人口老龄化问题，或者努力维持集中化或近全方位的卫生保健与社保服务体系正常运行。日常护理工作虽不引人注目却不容忽视，所以应将现有或当前隐性资源进行低成本重组，然后，结合艺术与人文机构举办的新型动员活动与新方案，让二者共同发挥重要作用，继而对护理工作产生影响。虽然目前护理人员群体有很多，既有慈善机构也为护理人员提供了支持，不过，工作仍需持续深入，我们要引发一场基础广泛的“护理人员革命”，这场革命中有一个目标一致且清晰可见的群体，同时这个群体也会充分参与文化创意资本。

卫生保健与社保法定机构需要调整一些工作的优先次序，要更加积极主动地与日常护理人员密切合作，在未来共同携手解决问题。短期内，这种方法能有效改善目前的医疗状况，从长远来看，它是一项十分积极的举措，甚至会降低医疗成本。

卫生保健领域的同情心方案设计

我们知道，艺术可以扩大“同情心空间”，促进“结合型”社会资本产生(Lewis，2012a，2012b；Spandler et al.，2007)。事实上，众所周知，最近在英国，尤其是在中部斯塔福德郡公立医院发生了几起骇人听闻的劣质护理服务事件后，引发了人们对卫生保健从业人员的同情心问题，以及同情心方案设计的必要性的广泛关注(Brown et al.，2013；Crawford，2011，2013b，2013c；Crawford and Brown，2011；Crawford and

Hallawell,2011;Crawford et al.,2013a;Kvangarsnes et al.,2014)。人们呼吁在卫生保健领域展开同情心方案设计,它契合了"共同康复"理念,也符合所宣传的艺术与人文能改善医疗环境的形象,能确保医患人员、治疗过程与治疗场所三者之间相互作用,进而形成低威胁性、健康的医疗环境。

中部斯塔福德郡公立医院护理丑闻事件发生后,英国媒体就某些关键专业医护人员,如护士,长期以来缺乏同情心进行了激烈的批评——护士面对他人痛苦表现冷漠、残忍或漠不关心——这种现象有时被称为"同情心缺失"(Crawford et al.,2013a)。现在仍有人把它简单地视作是个别从业人员的自身素质问题,而不是生产线式的冷漠诊所(Crawford and Brown,2011),以及威胁性文化环境导致的问题(参看 Gilbert,2009;Rothschild and Rand,2006),高收入社会的卫生体系常要求卫生保健从业人员在这样的氛围中工作。

同情心是一个高度复杂、有待进一步研究的概念,人们经常夸张或不加批判地把它当作"赞美词",甚或认为它与护理同词源,或用之界定护理。但同情心不仅仅指护士或医生应该具备,它还事关卫生保健领域多种专业人员与服务管理人员。重要的是,它涉及卫生保健服务系统、医疗环境与医学共同体这一大体系。然而,人们对此认识不足。同样,将艺术与人文中的创意实践应用于卫生保健领域能促进同情心文化形成,但是这一作用也一直被淡化,未得到充分利用。如果卫生保健环境让人感到麻烦不断,如果卫生保健从业人员一直承受高压,还时不时受到管理目标威胁,在这样的情况下让他们去拯救大众,医生同情心减弱还会让人感到奇怪吗？作为对该问题的回答，我们考虑面临这些情况，借助艺术与人文不仅可以实现患者康复，而且可以完成整个医疗环境同情心方案设计，实现所有共同体，尤其是医护人员共同康复的目标。

同情心可被界定为能体恤自我与他人的痛苦，并尽力采取行动缓解痛苦。我们可以很容易地在众多人格品质中看到它的身影：随和可亲、和蔼友善、热情洋溢、情深意浓、感情诚挚、关心体贴、善解人意、助人为乐、体贴周到、深表同情、令人欣慰、温和友爱、安定人心、坦诚相见、担心挂念、感同身受、亲切友好、宽以待人、不厌其烦、鼎力相助、鼓舞人心、不偏不倚、通情达理、慷慨善良、嘘寒问暖、情感共鸣、毕恭毕敬、关怀备至等。个体自身道德感可以唤起同情心，富有同情心的环境也可以让人产生同情心。然而，后者常被人们忽视，因为高度医疗化的传统护理模式无法扩大创意实践活动的范围。艺术与人文遵循共同康复的精神，有助于促进卫生保健环境中同情心设计方案的形成，使患者、家庭护理人员，尤其是那些倍感压力的卫生保健从业人员从中受益。在医院举办美展、放映电影、举办音乐会等这类活动不一定让卫生保健从业人员、日常护理人员与患者同时参与其中，但是我们却从中看到了卫生保健环境正在悄然发生着变化，不过话说回来，更多目标明确的共享活动还有待开发。

卫生保健领域目前同时面临着患者尊严维护与医护人员同情心缺失两方面的挑战，人们对此感到忧虑，考虑如何调整或改善现状，并就此做了大量的相关工作，在这种情况下，有人呼吁在卫生保健服务领域开启一整套既有稳定性又有前瞻性的“同情心方案设计”系统性活动。位于伦敦的慈善组织国王基金会赞助了一项床旁护理项目,它引发了人们对英国医疗体系中“目标”文化的关注,这种文化具有破坏性影响——现代医院的运作模式与工厂相似(Crawford and Brown,2011)。迄今为止,我们并没有看到英国或美国就此改变国家政策,进行机构调整,并目标明确地关注卫生保健服务(及服务过程)如何最大可能地让护士与其他临床及非临床工作人员共同建立彼此间的同情心关系。要使医院与养老院成为充满同情心的地方,不能只依靠个体医护人员做面子工程,我们需要进一步深入卫生保健服务领域,使其充满同情心。不能强制天使般的护士们参与或采取一些举措,如通过线性或以传播价值观为主导的课程把同情作为一种“技能”来灌输。

我们都应该呼吁不要把卫生保健服务变成生产线,不要让卫生保健从业人员在威胁性文化氛围中工作,也不要让患者在这种环境中接受治疗,因为我们知道这会导致出现同情心疲劳现象(compassion fatigue),甚至道德滑坡,致使护理不达标。我们值得拥有更好的医疗服务。人们可能认为,卫生保健领域中体现的效用与效率是富有同情心,甚至是“具有实用价值的同情心”(Brown et al.,2013)的表现形式。然而,当下这种工厂化、传输带式的医疗服务方式却给卫生保健从业人员及患者带来了不可名状的伤害。因为“生产线心态”非常突出,所以我们现在听到护士说起话来更像工厂监工,也就不足为奇了。莫让时间有限或工作繁忙蒙蔽双眼,让我们看不到我们有机会扩大服务空间、改善服务过程,让它们充满人性关怀，因为无论服务空间，还是服务过程，都能促进同情心关系的建立。然而，仅凭卫生保健从业者一己之力建立不了同情心关系——这也是迄今为止围绕同情心展开的争论所犯的一大错误。认定医生不够同情或缺乏同情心并没有切入正题，要想实现富有同情心的护理服务目标，需要政府与卫生保健服务机构规划低威胁性、有助于产生同情心的医疗服务空间与服务过程，而不是虚情假意般地对卫生保健从业人员进行“同情心培训”。

我们可以授权相关机构严肃认真地对待“同情心设计方案”，将其视为关键活动，运用循证管理方法，为卫生保健从业人员提供充满人性关怀的医疗服务空间、服务过程与服务资源。我们需要从决策者开始提升同情心，留心倾听威胁性文化氛围如何导致产生同情心疲劳现象，并带头在这些方面做出真正的改变。实现这个目标以后，卫生保健从业人员对患者才有可能怀有持久的同情心，患者最终反过来又对承受高压的卫生保健从业人员，进而卫生保健从业人员对其管理者也表现出同情心，以此类推。

要实现上述目的，我们就应该改进护理体系及护理过程——扩大低威胁性、支持性空间，从而大大增加同情心。马丁森（Martison）在其《护理与脆弱性》（*Care and Vulnerability*）一书中呼吁：医疗环境应“如家”一般舒适自在。她坚称，医疗机构所在建筑物（人们住院期间所“居住”的地方）以及卫生保健服务进行的时间与地点，都会造就一段特别的护理与接受护理的生活体验，而这些体验也许不健康或无助于健康，她写道：

居住地是提供护理与庇护，让人能够茁壮成长，枝繁叶茂，并获得生存的立足之地……我的问题是：医院内的房间、走廊与内部设施会吸引人们甘愿居于其间吗？……当身体被撕裂，脱离了原有的联系与节奏，弥漫渗透着急速与忙碌，失去了其根基变得无家可归时，这些房间会有效促进健康吗（Martison，2006，第 9 页）？

马丁森接着指出，护士不应该待在“令人感到痛苦的”空间、“结构不体面的房间”来实施护理。这里，她所说的结构不仅仅指建筑物本身的结构，而且还指建筑物、医疗服务空间及医疗服务过程之间相互作用所形成的结构。对“如家”般舒适问题的再思考应该成为制定卫生保健服务的新视角、新政策及新实践的中心议题——我们称之为“同情心设计方案”。艺术与人文如何更有创意、更加实用地推进卫生保健领域“同情心设计方案”的建设，我们有必要对此加以重视，使医护人员、医疗服务过程与医疗服务空间三者之间的相互影响力得以改观并加深。此外，授权并鼓励患者、日常护理人员以及卫生专业人员借助艺术与人文的人性化力量来增加临床环境的“如家”感觉，亦能带来上述改观。

在一次去澳大利亚悉尼市访问期间，克劳福德遇到了一位在医院再度接受脑部手术治疗的妇女。据说，住院期间她认为自己有责任把她所住的毫无特色的病房尽可能装饰得如家般舒适，以促进康复。她说：“照顾好自己，改变居住环境，我想通过这些来帮助医生。我带来了榨汁机、个性化的坐垫、图片，我还播放舒缓的音乐”。住院期间在接受同情心设计方案之后，她惊奇地发现医护人员频繁地光顾这个宾至如归的地方。她认为，他们来到这个避难所只为摆脱充满压力的病房环境，稍事休息。在这个案例中，我们看到创意实践有可能实现共同康复，它可以在卫生保健领域内的同情心方案设计中发挥重要作用。除卫生保健专业人员或正式展开的研究项目外，患者与日常护理人员也许会给医疗环境带来最明显的改观。

小结

在本章我们提出，康复问题上除患者外，日常护理人员与卫生保健专业人员也应受到足够重视；我们还提出，创意实践有助于共同体之间实现“共同康复”的目标。一直以来，专业护理服务以及健康问题的专业解决方案都忽视了日常护理人员的潜在作用，而这些人却是国家健康背后巨大的隐性“劳动力”。对他们而言，有机会接触创意实践并参与其中，就是对他们的扶持与支持。我们在患者护理及康复方面应超越传统诊疗方法，扩大艺术与人文的应用范围，考虑如何改善日常护理人员的健康状况，提升他们的幸福感。我们建议，创意实践应在卫生保健领域实施“同情心设计方案”中发挥至关重要的作用，从而减少威胁性文化的影响并连接共同体，让卫生保健从业人员、患者与日常护理人员均从中受益。卫生保健服务领域开明的管理者可以考虑探索以健康人文为导向的问题解决方案，使诊区或病区环境、医院公共空间、初级护理中心等能够持续发展、渐趋活跃，从而实现冰冷医疗手段、有限护理测评及双效工作目标三者之间的平衡。管理者要重视艺术与人文，因为它们有助于共建“人人平等、彼此认同、联系牢固的共同体”——成员们有共同希望、相互同情、相互一致的具有复原力的共同体（Crawford et al.，2013b）。

结束语

我们已在书中表明,多数卫生保健活动以及健康幸福的获取均无关乎医学。尽管人们常去看病或在诊所咨询医生,但是与医生共处时间相对来说很短暂,而其他卫生保健从业者、专业人员、志愿部门工作者则可能会承担照顾责任。在医院与住家护理中,医疗服务用户更多的时间是与治疗助理、餐饮保洁员、日常家庭护理人员一起度过,而非医生。在诸如学校、监狱、幼儿托管中心等机构,角色正在发生变化,大众期待消费后,卫生保健从业者在提供身心健康方面的服务时更具责任心。补充性与替代性卫生保健服务的出现,大量护理转变为自我护理,还有众多卫生保健解决方案源自于社区,这些现象都进一步显示,用医学和"医学人文"来概括艺术与人文在社会心理健康幸福方面体现的价值,这一范围界定过于狭窄。

本书力图勾勒,健康人文学是医学人文学的渐进发展方向,前者比后者更具包容性。医学人文在过去十年发展迅猛,然而却无法满足其他行业日益高涨的参与诉求,也难以容纳卫生保健领域内的新生力量。我们在不同章节和主题中都已提过,迄今为止,卫生保健领域中有一群重要人员,还有日常护理人员,大多被医学人文研究所忽视。此外,各门学科都开始重视艺术与人文的价值,新方法的发展为健康领域带来了新机遇,同时,健康人文研究中心与学术研究项目的数量也在呈上升趋势，有鉴于此，可将本书看作一个起点，它承载着新内涵、昭示着新视角。对艺术与人文驱动下的各种改善医疗卫生现状、提升大众健康水平及幸福感的实践活动进行概述只是个初步尝试。

有人希望打造一个更具包容性、少运用医学视角的平台来开展学术创新研究，进行改善医疗卫生现状、提升大众健康水平及幸福感的实践活动，而医学人文大多为单一学科，因此，本书有别于既有的医学人文文献，希望能够引起他们的共鸣。我们建议以更开阔的视野看待艺术与人文，而非仅仅专注于艺术本身。换言之，我们扩大了专注点，强调文学与批评理论、人类学、语言学，还有同我们讨论的议题相关的其他社会科学。各种文献都在探索卫生保健领域中艺术在实践、设计与教育方面发挥的作用，而我们则力挺发展理论，拓展概念，并增加新颖的理解方式。我们已经说明了，医学人文领域正在开展大量的工作，卫生保健学科也在改进相关研究方法，而在互动活动方面我们仍有许多工作要做，从而将卫生保健从业者、日常护理人员及患者/医疗服务用户利益最大化。

本书在世界范围内首次宣传介绍健康人文，另外，读者也可以参看《健康人文读本》(*Health Humanities Reader*, Jones et al., 2014)。这两本出版物汇聚了多个不断扩展的探究型领域，而这些领域又把“艺术与人文”同“卫生保健与社会保健学科”交织在一起，它们被总称为“健康人文”。大学与卫生保健部门受组织结构与文化所限，倾向于推广互不关联、过度专业化的活动—讽刺的是，他们有时还把知识与实践分出高低不同层次，既有反智性，又有破坏性。面对这种情况，本书鼓励创新与新型跨学科研究。虽然各章节并非面面俱到或详尽无疑，但也凸显了健康人文领域内各种学术研究以及创新实践活动，尤其强调下列几点：

- 在对护工与医疗服务用户的培训、治疗、支持过程中，健康人文鼓励围绕创新实践活动开展学术研究。
- 共同承担探索涉及卫生保健领域与公众健康幸福之若干问题，研究那些迄今为止仍没有受益于人文的人们，如医务辅助与后勤工作人员、日常护理人员及医疗服务用户。
- 全面发展批评与批判理论，让人们能够不仅对现行卫生保健实践，而且对卫生保健基础性假设，以及健康人文学本身提出质疑。
- 跨社区活动康复观的一些基本观点。

J.H. 普鲁姆（Plumb）在其 1964 年出版的著作《人文学的危机》中提到："人文学正处在一个十字路口，生存遇到危机；要么改变现状，满足科技君临天下之社会的需求，要么遁入社会，微不足道。"时至今日，人们依旧对人文学的社会影响力、适用性与实用性提出质疑，尤其是有关其本科毕业生就业市场方面。有人反对人文学实用化倾向，如斯坦利·费什（Stanley Fish，2009）。"人文与拯救我们无关，同样，人文与一个州或一所大学创收也无关。那么它们能干啥？如果"干"意味着给世界带来影响，那么它们啥也不干。"不过，费什没有想到，对于人类而言，人文是一种生存方式，给生命带来意义，是维护社会可持续发展不可或缺的一部分，是自我与集体的表述，可以建立归属感与信任感，帮助自我与他者置于情境或环境当中。费什既没有探索，也没有思考，傲然独立的人文还可借助知识与实践，对卫生保健领域及大众的健康幸福产生巨大影响，弥足珍贵。

健康人文给人文与艺术提供了影响路径。健康人文运动是一次范式转移(paradigm shift)，有关艺术与人文如何被应用于卫生保健领域，它们又如何改善大众健康状况，提升幸福感。这场运动已席卷全球，传统医学人文也对此作出回应，发生着改变。有些重要研究机构，如英国艺术与人文研究委员会，已然在其工作项目中突出"健康人文"；还有些医学人文基金赞助者，如惠康基金会则增加了对非医疗类研究项目的资助；以往的医学人文中心也已改头换面，学科术语与学科任务更具包容性。无论最终结果如何，我们称之为"医学人文"长久以来的基因密码已被健康人文运动彻底改变，"健康人文"有望成为一个上义词，语义内容涵盖艺术与人文在卫生保健领域，在提升大众健康幸福方面的运用，这将带来新内涵、新视角，甚至新型社会。

参考文献

Abrams, B. (2010) 'Musical therapy?' *Voices: A World Forum for Music Therapy*, www. voices.no/?q=colabrams050410, accessed 13 March 2014.

—— (2011) 'Understanding music as a temporal-aesthetic way of being: Implications for a general theory of music therapy', *Arts in Psychotherapy*, 38:2, 114–119.

—— (2012) 'A relationship-based theory of music therapy: Understanding processes and goals as being-together-musically', in K. E. Bruscia (ed.) *Readings on Music Therapy Theory* (University Park, IL: Barcelona Publishers), pp. 58–76.

—— (2013) 'Music', in K. Kirkland (ed.) *International Dictionary of Music Therapy* (New York: Routledge), pp. 79–80.

Acuna, L. E. (2000) 'Don't cry for us Argentinians: Two decades of teaching medical humanities', *Journal of Medical Ethics: Medical Humanities*, 26, 66–70.

—— (2003) 'Teaching Humanities at the National University of La Plata, Argentina', *Academic Medicine*, 78:10, 1024–1027.

Adamson, E. (1984) *Art as Healing* (London: Coventure).

Adhikari, R. K. (2007) 'Humanities in education of doctors', *Kathmandu University Medical Journal*, 5:20, 443–444.

Adolphs, S., Brown, B., Carter, R., Crawford, P. and Sahota, O. (2004) 'Applying corpus linguistics in a health care context', *Journal of Applied Linguistics*, 1:1, 9–28.

Ahlzen, R. (2007) 'Scientific Contribution: Medical humanities – arts and humanistic science', *Medicine, Health Care and Philosophy*, 10, 385–393.

Ahlzen, R. and Stolt, C. M. (2003) 'The Humanistic Medicine Program at the Karolinska Institute, Stockholm, Sweden', *Academic Medicine*, 78:10, 1039–1042.

Aldridge, D. (1996) *Music Therapy Research and Practice in Medicine: From Out of the Silence* (London: Jessica Kingsley).

—— (2004) *Health, the Individual and Integrated Medicine: Revisiting an Aesthetic of Health Care* (London: Jessica Kingsley).

Aldridge, F. and Dutton, Y. (2009) *Building a Society for All Ages: Benefits for Older People from Learning in Museums, Libraries and Archives* (Leicester: National Institute of Adult Continuing Education/London: Museums, Libraries and Archives Council).

Alford, S., Cheetham, N. and Hauser, D. (2005) *Science and Success in Developing Countries: Holistic Programs that Work to Prevent Teen Pregnancy, HIV, and Sexually Transmitted Infections* (Washington, DC: Advocates for Youth).

Allen, K. N. and Wozniak, K. S. (2014) 'The integration of healing rituals in group treatment for women survivors of domestic violence', *Social Work in Mental Health*, 12, 52–68.

American Association of Medical Colleges (2008) *2008 Annual Report: Creating a Better Tomorrow* (Washington, DC: American Association of Medical Colleges).

American Psychiatric Association (1994) *Diagnostic and Statistical Manual of Mental Disorders* (4th ed. Washington, DC: American Psychiatric Association).

Amering, M. and Schmolke, M. (2009) *Recovery in Mental Health* (Oxford: Wiley-Blackwell).

Amos, T. (1991) *Me and a Gun* [original song].

Andersson, H., Lindholm, C. and Fossum, B. (2011) 'MRSA – global threat and personal disaster: Patients' experiences', *International Nursing Review*, 58:1, 47–53.

Anton, S. (2010) 'Social inclusion through libraries that provide digital health information and support', *Journal of Social Inclusion*, 1:2, 107–110.

Antonovsky, A. (1979) *Health, Stress and Coping* (San Francisco: Jossey-Bass).

—— (1987) *Unraveling the Mystery of Health: How People Manage Stress and Stay Well* (San Francisco: Jossey-Bass).

Argyle, E. and Bolton, G. (2004) 'The use of art within a groupwork setting', *Groupwork*, 14:1, 46–62.

Atkins, S. and Murphy, K. (1993) 'Reflection: A review of the literature', *Journal of Advanced Nursing*, 18:8, 1188–1192.

Austin, D. (2004) *When Words Sing and Music Speaks: A Qualitative Study of In Depth Music Psychotherapy with Adults* (Doctoral dissertation, New York University-UMI Number 3110989).

Baikie, K. A. and Wilhelm, K. (2005) 'Emotional and physical health benefits of expressive writing', *Advances in Psychiatric Treatment*, 11, 338–346.

Baker, C. (2011) '"Nobody's meat": Revisiting rape and sexual trauma through Angela Carter', in S. Onega and J-M. Ganteau (eds) *Ethics and Trauma in Contemporary British Fiction* (Amsterdam and New York: Rodopi), pp. 61–83.

Baker, C., Crawford, P., Brown, B. J., Lipsedge, M. and Carter, R. (2010) *Madness in Post-1945 British and American Fiction* (Basingstoke: Palgrave).

Baker, C., Shaw, C. and Biley, F. (2013) *Our Encounters with Self-Harm* (Ross-on-Wye: PCCS Books).

Baker, P. (2006) *Using Corpora in Discourse Analysis* (London: Continuum).

Bal, M. (1985) *Narratology: Introduction to the Theory of Narrative* (Toronto: University of Toronto Press).

Baldwin, A. (2010) 'Dancing diseases: An applied theatre response to the challenge of conveying emotionally contradictory messages in HIV education', *Applied Theatre researcher/IDEA Journal*, 11, 1–14.

Barclay, M. W. (2007) 'We tell ourselves stories: Psychotherapy and aspects of narrative structure', in S. Krippner, M. Bova and L. Gray (eds) *Healing Stories: The Use of Narrative in Counseling and Psychotherapy* (San Juan, Puerto Rico: Puente), pp. 1–19.

Barthes, R. (1982) 'Introduction to the structural analysis of narratives', in S. Sontag (ed.) *A Barthes Reader* (New York: Hill and Wang), pp. 251–295.

Bates, V., Bleakley, A. and Goodman, S. (eds) (2014) *Medicine, Health and The Arts: Approaches to Medical Humanities* (Oxon: Routledge).

Baudrillard, J. (1983) *Simulations* (trans. by P. Foss, P. Patton and P. Beitchman. New York: Semiotext(e)).

BBC (2002) '"Oldest" prehistoric art unearthed', http://news.bbc.co.uk/1/hi/sci/tech/1753326.stm, accessed 29 March 2014.

BBC (2014) 'Did the trauma of World War One lead to great creativity?', www.bbc.co.uk/guides/zptgq6f, accessed 30 March 2014.

Beard, R. L. (2011) 'Art therapies and dementia care: A systematic review', *Dementia*, DOI: 10.1177/1471301211421090.

Becker, E. and Dusing, S. (2010) 'Participation is possible: A case report of integration into a community performing arts program', *Physiotherapy Theory and Practice*, 26:4, 275–280.

Bell, C. M. (1992) *Ritual Theory, Ritual Practice* (Oxford: Oxford University Press).

—— (1997) *Ritual: Perspectives and Dimensions* (New York: Oxford University Press).

Bentall, R. (2009) *Doctoring the Mind: Why Psychiatric Treatments Fail* (London: Penguin).

Beresford, P., Nettle, M. and Perring, R. (2010) *Towards a Social Model of Madness and Distress? Exploring What Service Users Say* (York: Joseph Rowntree Foundation).

Beveridge, A. (2003) 'Should psychiatrists read fiction?' *British Journal of Psychiatry*, 182, 385–387.

Biley, F. C. and Galvin, K. T. (2007) 'Lifeworld, the arts and mental health nursing', *Journal of Psychiatric and Mental Health Nursing*, 14:8, 800–807.

Bishop, J. P. (2008) 'Rejecting medical humanism: Medical humanities and the metaphysics of medicine', *Journal of Medical Humanities*, 29, 15–25.

Boardman, J. and Shepherd, G. (2009) *Implementing Recovery* (London: Sainsbury Centre for Mental Health).

Boddy, J. (1988) 'Spirits and selves in northern Sudan: The cultural therapeutics of possession and trance', *American Ethnologist*, 15, 427.

Boethius, A. M. S. (1989) *Fundamentals of Music* (ed. by C. V. Palisca, trans. by C. M. Bower. New Haven, CT: Yale University Press).

Bola, J. R. and Mosher, L. R. (2002) 'Clashing ideologies or scientific discourse?' *Schizophrenia Bulletin*, 28:4, 583–588.

Bold, C. (2012) *Using Narrative in Research* (London: Sage).

Bolton, G. (2008) 'Boundaries of humanities: Writing medical humanities', *Arts and Humanities in Higher Education*, 7:2, 131–148.

Bonde, L. O. (2011) 'Health musicing: Music therapy or music and health? A model, empirical examples and personal reflections', *Music and Arts in Action*, 3:2, 120–140.

Bourdieu, P. (1991) *Language and Symbolic Power* (Cambridge: Polity Press).

Bourguignon, E. (1976) *Possession* (San Francisco: Chandler and Sharp).

Boydell, K. M. (2011) 'Making sense of collective events: The co-creation of a research-based dance', *Forum Qualitative Social Research*, 12:1, art. 5, http://nbn-resolving.de/urn:nbn:de:0114-fqs110155, accessed 23 March 2014.

Boydell, K. M., Volpe, T., Cox, S., Katz, A., Dow, R., Brunger, F., et al. (2012) 'Ethical challenges in arts-based health research', *International Journal of*

The Creative Arts in Interdisciplinary Practice, 11, www.ijcaip.com/archives/IJCAIP-11-paper1. html, accessed 26 March 2014.

Bracken, P. (2007) 'Beyond models, beyond paradigms: The radical interpretation of recovery', in P. Stastny and P. Lehmann (eds) *Alternatives Beyond Psychiatry* (Berlin: Peter Lehman Publishing), pp. 400–402.

Brawer, J. R. (2006) 'The value of a philosophical perspective in teaching the basic medical sciences', *Medical Teacher*, 28:5, 472–474.

Brodzinski, E. (2010) *Theatre in Health and Care* (Basingstoke: Palgrave Macmillan).

Brooke and Kimball (1993) *Fatso* [original song].

Brown, B., Crawford, P. and Hicks, C. (2003) *Evidence Based Research* (Buckingham: Open University Press).

Brown, B., Crawford, P. and Carter, R. (2006) *Evidence-Based Health Communication* (Maidenhead: Open University Press).

Brown, B., Crawford, P., Gilbert, P., Gilbert, J. and Gale, C. (2013) 'Practical compassions: Repertoires of practice and compassion talk in acute mental health', *Sociology of Health and Illness*, 36:3, 383–399.

Brown, B., Tanner, J. and Padley, W. (In press) '"This wound has spoiled everything": Emotional capital and the experience of surgical site infections', *Sociology of Health and Illness*.

Brown, C. and Augusta-Scott, T. (2007) 'Introduction: Postmodernism, reflexivity, and narrative therapy', in C. Brown and T. Augusta-Scott (eds) *Narrative Therapy: Making Meaning, Making Lives* (Thousand Oaks, CA: Sage), pp. ix–xliii.

Brown, P. and De Graaf, S. (2013) 'Considering a future which may not exist: The construction of time and expectations amidst advanced-stage cancer', *Health, Risk and Society*, 15:6–7, 543–560.

Brown, S. and Dissanayake, E. (2009) 'The arts are more than aesthetics: Neuroaesthetics as narrow aesthetics', in M. Skov and O. Vartanian (eds) *Neuroaesthetics* (Amityville: Baywood), pp. 43–57.

Brown, W. and Kandirikirira, N. (2007) *Recovering Mental Health in Scotland: Report on Narrative Investigation of Mental Health Recovery* (Glasgow: Scottish Recovery Network).

Bruner, J. (1990) *Acts of Meaning* (Cambridge, MA: Harvard University Press).

Buber, M. (1971) *I and Thou* (New York: Touchstone).

Burnett, E., Lee, K., Rushmer, R., Ellis, M., Noble, M. and Davey, P. (2010) 'Healthcare-associated infection and the patient experience: A qualitative study using patient interviews', *Journal of Hospital Infection*, 74:1, 42–47.

Butler, J. (1993) *Bodies That Matter: On the Discursive Limits of Sex* (New York: Routledge).

Calman, K. C. (2005) 'The arts and humanities in health and medicine', *Public Health*, 119:11, 958–959.

Camic, P., Tischler, V. and Pearman, C. (2013) 'Viewing and making together: A multi-session art gallery based intervention for people with dementia and their carers', *Aging and Mental Health*, DOI: 10.1080/13607863.2013.818101.

Campbell, J. (1949) *The Hero with a Thousand Faces* (Princeton, NJ: Princeton University Press).

Campbell, M. L. (2012) 'Aesthetics, ambience, and institutional health care environments', *Journal of Palliative Medicine*, 15:10, 1052.
Cardeña, E., van Duijl, M., Weiner, L. and Terhune, D. (2009) 'Possession/trance phenomena', in P. F. Dell and J. A. O'Neil (eds) *Dissociation and the Dissociative Disorders:* DSM-V *and Beyond* (New York: Routledge), pp. 171–181.
Carers UK (2013) 'Statistics and facts about carers', www.carersuk.org/newsroom/stats-and-facts, accessed 7 April 2014.
Carey, J. (2006) *What Good are the Arts?* (New York: Faber and Faber).
Carless, D. and Douglas, K. (2010) 'Performance ethnography as an approach to health-related education', *Educational Action Research*, 18:3, 373–388.
Carlson, L. E. and Bultz, B. (2008) 'Mind–body interventions in oncology', *Current Treatment Options in Oncology*, 9, 127–134.
Carr, W. and Kemmis, S. (1986) *Becoming Critical: Knowing through Action Research* (Victoria: Deakin University Press).
Carstairs, G. M. and Kapur, R. L. (1976) *The Great Universe of Kota* (London: Hogarth Press).
Castro, R. (1995) 'The subjective experience of health and illness in Ocuituco: A case study', *Social Science and Medicine*, 41:7, 1005–1021.
Centre for Mental Health (CMH) (2010) *The Economic and Social Costs of Mental Health Problems in 2009/10* (London: CMH).
Chamberlain, D., Heaps, D. and Robert, I. (2008) 'Bibliotherapy and information prescriptions: A summary of the published evidence-base and recommendations from past and ongoing Books on Prescription projects', *Journal of Psychiatric and Mental Health Nursing*, 15:1, 24–36.
Charon, R. (2000) 'Literature and medicine: Origins and destinies', *Academic Medicine*, 75:1, 23–27.
—— (2001) 'Narrative medicine: A model for empathy, reflection, profession, and trust', *Journal of the American Medical Association*, 286:15, 1897–1902.
—— (2006a) 'The self-telling body', *Narrative Inquiry*, 16:1, 191–200.
—— (2006b) *Narrative Medicine: Hearing the Stories of Illness* (Oxford: Oxford University Press).
Chesler, P. (2005) *Women and Madness: Revised and Updated* (New York: Palgrave Macmillan).
Christakis, N. A. (1995) 'The similarity and frequency of proposals to reform US medical education: Constant concerns', *Journal of the American Medical Association*, 274:9, 706–711.
Christie, D., Hood, D. and Griffin, A. (2006) 'Thinking, feeling and moving: Drama and movement therapy as an adjunct to a multidisciplinary rehabilitation approach for chronic pain in two adolescent girls', *Clinical Child Psychology and Psychiatry*, 11:4, 569–577.
Churchill, S. D. (2000) 'Phenomenological psychology', in A. D. Kazdin (ed.) *Encyclopedia of Psychology* (Oxford: Oxford University Press).
Clark, B. (1972) *Whose Life Is It Anyway?* [play].
Clark, H. (2013) *A question that sometimes drives me hazy: Am I, or are the others crazy?* [choreographed dance], www.easyreadernews. com/76034/hermosa-beach-choreographer-tackles-mental-illness/, accessed 23 March 2014.

Clarke, L. (2009) *Fiction's Madness* (Ross-on-Wye: PCCS Books).
Clift, S. and Hancox, G. (2010) 'The significance of choral singing for sustaining psychological wellbeing: Findings from a survey of choristers in England, Australia and Germany', *Music Performance Research*, 3:1, 79–96.
Collett, T. J. and McLachlan, J. C. (2005) 'Does "doing art" inform students' learning of anatomy?', *Medical Education*, 39, 505–533.
Collins, S. (2005) 'Explanations in consultations: The combined effectiveness of doctors' and nurses' communication with patients', *Medical Education*, 39, 785–796.
Conard, N. J., Malina, M. and Münzel, S. C. (2009) 'New flutes document the earliest musical tradition in Southwestern Germany', *Nature*, 460, 737–740.
Cordle, H., Fradgley, K., Carson, J., Holloway, F. and Richards, P. (2011) *Psychosis: Stories of Recovery and Hope* (London: Quay Books).
Crawford, M. J., Killaspy, H., Barnes, T. R. E., Barrett, B., Byford, S., Clayton, K., et al. (2012) 'Group art therapy as an adjunctive treatment for people with schizophrenia: Multicentre pragmatic randomised trial', *British Medical Journal*, 344, e846.
Crawford, P. (2011) 'NHS failures in care for the elderly demand prompt remedies', Letter to the Editor, *The Times*, 14 October, 35.
—— (2013a) 'Compassion is not just for nurses, it's for managers too: Lead article', *Public Servant*, March, 10–11.
—— (2013b) 'Mental health and informal care: Maybe now, finally, we can start polishing our hidden gems', Guest Editorial, *nhsManagers.network*, www.nhs managers. net/guest-editorials/mental-health-and-informal-care-maybe-now-finally-we-can-start-polishing-our-hidden-gems/, accessed 27 March 2014.
—— (2013c) 'The NHS and the true meaning of compassion', *Health and Social Care Reform: GovToday*, Editor's Feature, www.hscreformseries.co.uk/leadership/14747-the-nhs-and-the-true-meaning-of-compassion, accessed 27 March 2014.
Crawford, P. and Baker, C. (2009) 'Literature and madness: A survey of fiction for students and professionals', *Journal of Medical Humanities*, 30, 237–251.
Crawford, P. and Brown, B. (2011) 'Fast healthcare: Brief communication, traps and opportunities', *Patient Education and Counselling*, 82, 3–10.
Crawford, P. and Hallawell, B. (2011) 'Where is the love?' *Learning Disabilities Practice*, 14:6, 9.
Crawford, P., Brown, B. and Nolan, P. (1998) *Communicating Care: The Language of Nursing* (Cheltenham: Stanley Thornes Publishers – A division of the Kluwer Group).
Crawford, R., Brown, B. and Crawford, P. (2004) *Storytelling in Therapy* (Cheltenham: Nelson Thornes).
Crawford, P., Brown, B., Tischler, V. and Baker, C. (2010) 'Health humanities: The future of medical humanities?', *Mental Health Review*, 15:3, 4–10.
Crawford, P., Gilbert, P., Gilbert, J., Gale, C. and Harvey, K. (2013a) 'The language of compassion in acute mental health care', *Qualitative Health Research*, 23:6, 719–727.
Crawford, P., Lewis, L., Brown, B. and Manning, N. (2013b) 'Creative practice as mutual recovery in mental health', *Mental Health Review Journal*, 18:2, 44–64.

Csikszentmihalyi, M. (1997) *Finding Flow: The Psychology of Engagement with Everyday Life* (New York: Basic Books).

Csordas, T. J. (1987) 'Genre, motive and metaphor: Conditions for creativity in ritual language', *Cultural Anthropology*, 2:4, 445–469.

Cunningham, C., Peters, K. and Mannix, J. (2013) 'Physical health inequities in people with severe mental illness: Identifying initiatives for practice change', *Issues in Mental Health Nursing*, 34, 855–862.

Daly, J., Willis, K., Small, R., Green, J., Welch, N., Kealy, M. and Hughes, E. (2007) 'A hierarchy of evidence for assessing qualitative health research', *Journal of Clinical Epidemiology*, 60, 43–49.

Davidson, L., Rakfeldt, J. and Strauss, J. (2010) *The Roots of the Recovery Movement in Psychiatry* (Chichester: Wiley-Blackwell).

Davis, C. (2003) 'Nursing humanities: The time has come', *American Journal of Nursing*, 103, 13.

Davis, J., Tomkins, J. and Roberts, S. (2008) 'A reading revolution on the Wirral', *Public Library Journal*, 23:3, 25–28.

DeFlem, M. (1991) 'Ritual, anti-structure and religion: A discussion of Victor Turner's Processual Symbolic Analysis', *Journal for the Scientific Study of Religion*, 90:1, 1–25.

Deleuze, G. and Guattari, F. (1980) *A Thousand Plateaus* (trans. by Brian Massumi. London and New York: Continuum).

Dellasega, C., Milone-Nuzzo, P., Curci, K., Ballard, J. O. and Kirch, D. G. (2007) 'The humanities interface of nursing and medicine', *Journal of Professional Nursing*, 23:3, 174–179.

DeLuca, C. (2011) 'Interpretive validity theory: Mapping a methodology for validating educational assessments', *Educational Research*, 53:3, 303–320.

Demenaga, M. and Jackson, D. (2010) 'An introduction to art psychotherapy', in V. Tischler (ed.) *Mental Health Psychiatry and the Arts* (London: Radcliffe Publishing), pp. 75–87.

DeNora, T. (2000) *Music in Everyday Life* (Cambridge, UK: Cambridge University Press).

—— (2007) 'Health and music in everyday life: A theory of practice', *Psyke and Logos*, 28:1, 271–287.

Denzin, N. K. (1989) *Interpretive Interactionism* (London: Sage).

—— (1997) *Interpretive Ethnography: Ethnographic Practices in the 21st Century* (Thousand Oaks, CA: Sage).

Department of Health (DH) (1996) *Promoting Clinical Effectiveness: A Framework for Action In and Through the NHS* (London: Department of Health).

—— (1999) *Caring about Carers: A National Strategy for Carers* (London: Department of Health).

—— (2010) *Recognised, Valued and Supported: Next Steps for the Carers Strategy* (London: Department of Health).

—— (2011) *No Health Without Mental Health: A Cross-Government Mental Health Outcomes Strategy for People of All Ages* (Gateway Ref 14679. London: Department of Health).

Devlin, P. (2009) *Restoring the Balance: The Effect of Arts Participation on Wellbeing and Health* (Newcastle-upon-Tyne: Voluntary Arts England).

Dew, K., Chamberlain, K., Hodgetts, D., Norris, P., Radley, A. and Gabe, J. (2014) 'Home as a hybrid centre of medication practice', *Sociology of Health and Illness*, 36:1, 28–43.

Di Benedetto, M., Lindner, H., Aucote, H., Churcher, J., McKenzie, S., Croning, N. and Jenkins, E. (2014) 'Co-morbid depression and chronic illness related to coping and physical and mental health status', *Psychology, Health and Medicine*, 19:3, 253–262.

Diekman, A. B., McDonald, M. and Gardner, W. L. (2000) 'Love means never having to be careful: The relationship between reading romance novels and safe sex behaviour', *Psychology of Women Quarterly*, 24:2, 179–188.

Dissanayake, E. (1992) *Homo Aestheticus: Where Art Comes From and Why* (New York: Free Press).

—— (2000) *Art and Intimacy: How the Arts Began* (Seattle: University of Washington Press).

—— (2001) 'An ethological view of music and its relevance for music therapy', *Nordic Journal of Music Therapy*, 10:2, 159–175.

—— (2009) 'The artification hypothesis and its relevance to cognitive science, evolutionary aesthetics, and neuroaesthetics', *Cognitive Semiotics*, 5, 148–173.

Donohoe, M. and Danielson, S. (2004) 'A community-based approach to the medical humanities', *Medical Education*, 38:2, 204–217.

Driver, T. (1998) *Liberating Rites: Understanding the Transformative Power of Ritual* (Boulder, CO: Westview Press).

Duursma, E., Augustyn, M. and Zuckerman, B. (2008) 'Reading aloud to children: The evidence', *Archives of Disease in Childhood*, 93:7, 554–557.

Dysart-Gale, D. (2008) 'Lost in translation: Bibliotherapy and evidence-based medicine', *Journal of Medical Humanities*, 29:1, 33–43.

Dzokkoto, V. A. and Adams, G. (2005) 'Understanding genital-shrinking epidemics in West Africa: koro, juju or mass psychogenic illness?' *Culture, Medicine and Psychiatry*, 29:3, 53–78.

Eaglestone, R. (2009) *Doing English* (London: Routledge).

Eberle, T. S. (2010) 'The phenomenological life-world analysis and the methodology of the social sciences', *Human Studies*, 33, 123–139.

Edson, M. (1995) *Wit* [play].

Edwards, D. (2004) *Art Therapy* (Thousand Oaks, CA: Sage).

Edwards, D., Burnard, P., Coyle, D., Fothergill, A. and Hannigan, B. (2000) 'Stress and burnout in community mental health nursing: A review of the literature', *Journal of Psychiatric and Mental Health Nursing*, 7:1, 7–14.

Eekelaar, C., Camic, P. and Springham, N. (2012) 'Art galleries, episodic memory and verbal fluency in dementia: An exploratory study', *Psychology of Aesthetics, Creativity, and the Arts*, 6, 262–272.

Efland, A (1990) *A History of Art Education: Intellectual and Social Currents in Teaching the Visual Arts* (New York: Teachers College Press).

Eliade, M. (1964) *Shamanism: Archaic Techniques of Ecstasy* (Princeton, NJ: Princeton University Press).

Elliott, D. J. (1995) *Music Matters: A New Philosophy of Music Education* (New York: Oxford University Press).

Enarson, C. and Burg, F. D. (1992) 'An overview of reform initiatives in medical education 1906 through 1992', *Journal of the American Medical Association*, 268:9, 1141–1143.

Eugenides, J. (1993) *The Virgin Suicides* (London: Abacus, 2001).

European College of Neuropsychopharmacology (ECNP) (2009) 22nd Congress, 12 September 2009, Istanbul.

Evans, M. (2003) 'Roles for literature in medical education', *Advances in Psychiatric Treatment*, 9, 380–386.

Fatovic-Ferencic, S. (2003) 'The history of medicine teaching program in Croatia', *Academic Medicine*, 78:10, 1028–1030.

Favazza, A. (1996) *Bodies Under Siege: Self-Mutilation and Body Modification in Culture* (Baltimore: The John Hopkins University Press).

Feder, L. (1980) *Madness in Literature* (Princeton, NJ: Princeton University Press).

Felman, S. (1985) *Writing and Madness (Literature/Philosophy/Psychoanalysis)* (trans. by M. Noel Evans. California: Stanford University Press, 2003).

Fergusson, F. (1968) *The Idea of a Theatre: A Study of Ten Plays, the Art of Drama in Changing Perspective* (Princeton, NJ: Princeton University Press).

Ferrell, B., Virani, R., Jacobs, H. H., Malloy, P. and Kelly, K. (2010) 'Arts and humanities in palliative nursing education', *Journal of Pain and Symptom Management*, 39:5, 941–945.

Finlay, L. (2007) 'Qualitative research towards public health', in S. Earle (ed.) *Theory and Research in Promoting Public Health* (London: Sage).

Fish, S. (2009) 'Will the humanities save us?', http://opinionator.blogs.nytimes.com/2008/01/06/will-the-humanities-save-us/ accessed 1 December 2010.

Floyd, M. (2003) 'Bibliotherapy as an adjunct to psychotherapy for depression in older adults', *Journal of Clinical Psychology*, 59:2, 187–195.

Fonseca, J. (2004) *Contemporary Psychodrama: New Approaches to Theory and Technique* (New York: Psychology Press).

Forsyth, R. and Jarvis, S. (2002) 'Participation in childhood', *Child: Care Health and Development*, 28:4, 277–279.

Fox, N. (2003) 'Practice based evidence: Towards collaborative and transgressive research', *Sociology*, 37, 81–102.

Frame, J. (1961) *Faces in the Water* (London: The Women's Press, 1996).

Frank, A. (1995) *The Wounded Storyteller: Body, Illness, and Ethics* (Chicago, IL: University of Chicago Press).

Frank, A. W. (2003) 'Survivorship as craft and conviction: Reflections on research in progress', *Qualitative Health Research*, 13, 247–255.

Fraser, K. D. and al Sayah, F. (2011) 'Arts-based methods in health research: A systematic review of the literature', *Arts and Health: An International Journal for Research, Policy and Practice*, 3, 110–145.

Freedman, K. (2003) *Teaching Visual Culture: Curriculum, Aesthetics, and the Social Life of Art* (New York: Teachers College Press).

Frei, J., Alvarez, S. E. and Alexander, M. B. (2010) 'Ways of seeing: Using the visual arts in nursing education', *Journal of Nursing Education*, 49:12, 672–676.

Frich, J. C. and Fugelli, P. (2003) 'Medicine and the arts in the undergraduate medical curriculum at the University of Oslo Faculty of Medicine, Oslo, Norway', *Academic Medicine*, 78:10, 1036–1038.

Frid, I., Ohlén, J. and Bergbom, I. (2000) 'On the use of narratives in nursing research', *Journal of Advanced Nursing*, 32:3, 695–703.

Frieswijk, N., Steverink, N., Buunk, B. P. and Slaets, J. P. J. (2006) 'The effectiveness of bibliotherapy in increasing the self-management ability of slightly to moderately frail older people', *Patient Education and Counselling*, 61:2, 219–227.

Frude, N. J. (2004) 'Bibliotherapy as a means of delivering psychological therapy', *Clinical Psychology*, 39, 8–10.

Furman, R. (2006) 'Poetic forms and structures in qualitative health research', *Qualitative Health Research*, 16:4, 560–566.

Garden, R. (2009) 'Expanding clinical empathy: An activist perspective', *Journal of General Internal Medicine*, 24:1, 122–125.

Gardner, G. and Cook, R. (2004) 'Telling accounts of wound infections: Avoidance, anomaly and ambiguity', *Health*, 8, 183–197.

Gelsthorpe, L. (1992) 'Response to Martyn Hammersley's paper "On Feminist Methodology"', *Sociology*, 26, 213–218.

Gendlin, E. T. (1997) *Experiencing and the Creation of Meaning* (Evanston, IL: Northwestern University Press).

General Medical Council (1993) *Tomorrow's Doctors: Recommendations on Undergraduate Medical Education* (London: General Medical Council).

Giddens, A. (1991) *Modernity and Self Identity: Self and Society in the Late Modern Age* (Cambridge: Polity).

Gilbert, P. (2009) *The Compassionate Mind* (London: Constable Robinson).

Gilbert, S. M. and Gubar, S. (2000) *The Madwoman in the Attic: The Woman Writer and the Nineteenth Century Literary Imagination* (2nd ed. New Haven and London: Yale University Press).

Gillis, C. M. (2008) 'Medicine and humanities: Voicing connections', *Journal of Medical Humanities*, 29:1, 5–14.

Given, L. M. (ed.) (2008) *The Sage Encyclopedia of Qualitative Research Methods* (Thousand Oaks, CA: Sage).

Goodill, S. (2005) *An Introduction to Medical Dance/Movement Therapy: Health Care in Motion* (London: Jessica Kingsley).

Gordon, J. J. (2005) 'Medical humanities: To cure sometimes, to relieve often, to comfort always', *Medical Journal of Australia*, 182:1, 5–8.

—— (2008) 'Medical humanities: State of the heart', *Medical Education*, 42:4, 333–337.

Goulding, A. (2013) 'How can contemporary art contribute toward the development of social and cultural capital for people aged 64 and older?', *The Gerontologist*, 53:6, 1009–1019.

Grant, A., Biley, F. and Walker, H. (2011) *Our Encounters with Madness* (Ross-on-Wye: PCCS Books).

Grant, A., Haire, J., Biley, F. and Stone, B. (2013) *Our Encounters with Suicide* (Ross-on-Wye: PCCS Books).

Gray, R. E., Fergus, K. D. and Fitch, M. I. (2005) 'Two Black men with prostate cancer: A narrative approach', *British Journal of Health Psychology*, 10, 71–84.

Green, M. C. and Brock, T. C. (1996) 'Mechanisms of narrative persuasion', *International Journal of Psychology*, 31, 13–14.

Greenhalgh, T. and Hurwitz, B. (eds) (1998) *Narrative Based Medicine: Dialogue and Discourse in Clinical Practice* (London: BMJ Books).

—— (1999) 'Narrative based medicine: Why study narrative?' *British Medical Journal*, 318:7175, 48–50.

Guarnaccia, P. J. and Rogler, L. H. (1999) 'Research on culture-bound syndromes: New directions', *American Journal of Psychiatry*, 156, 1322–1327.

Hamkins, S. (2014) *The Art of Narrative Psychiatry* (Oxford: Oxford University Press).

Hammersley, M. (1992) *What's Wrong with Ethnography? Methodological Explorations* (London: Routledge).

Hanna, J. L. (1987) *To Dance is Human: A Theory of Nonverbal Communication* (Chicago, IL: University of Chicago Press).

Hannigan, B. (2001) 'A discussion of the strengths and weaknesses of "reflection" in nursing practice and education', *Journal of Clinical Nursing*, 10, 278–283.

Hanquinet, L. (2013) 'Visitors to modern and contemporary art museums: Towards a new sociology of "cultural profiles"', *The Sociological Review*, 61:4, 790–813.

Harper, E. B. (1963) 'Spirit possession and social structure', in B. Ratman (ed.) *Anthropology on the March* (London: Oxford University Press), pp. 56–62.

Harvey, G. and Wallis, R. J. (2007) *Historical Dictionary of Shamanism* (*Historical Dictionaries of Religions, Philosophies, and Movements Series*, No. 77. Latham, MD: The Scarecrow Press).

Harvey, K. and Brown, B., (2012) 'Health communication and psychological distress: Exploring the language of self-harm', *Canadian Modern Language Review*, 68:3, 316–340.

Harvey, K., Brown, B., Crawford, P., Macfarlane, A. and McPherson, A. (2007) '"Am I normal?": Teenagers, sexual health and the internet', *Social Science and Medicine*, 65, 771–781.

Hawkins, A. H. (1993) *Reconstructing Illness: Studies in Pathography* (Indiana: Perdue University Press).

—— (1999) 'Pathography: Patient narratives of illness', *The Western Journal of Medicine*, 171, 127–129.

Heidegger, M. (1962) *Being and Time* (rev. ed. New York: Harper and Row).

Hemmings, C. P. (2005) 'Rethinking medical anthropology: How anthropology is failing medicine', *Anthropology and Medicine*, 12:2, 91–103.

Hervey, L. W. (2000) *Artistic Inquiry in Dance/Movement Therapy: Creative Alternatives for Research* (Springfield, IL: Charles C. Thomas).

Hicks, D. (2006) *An Audit of Bibliotherapy/Books on Prescription Activity in England* (London: Arts Council England/Museums, Libraries and Archives Council).

Hicks, D., Creaser, C., Greenwood, H., Spezi, V., White, S. and Frude, N. (2010) 'Public library activity in the areas of health and wellbeing' (London: Museums, Libraries and Archives Council), www.research.mla.gov.uk/evidence/view-publication.php?dm=nrmandpubid=1068, accessed 1 December 2010.

Hinder, S. and Greenhalgh, T. (2012) '"This does my head in": Ethnographic study of self-management by people with diabetes', *BMC Health Services Research*, 12, 83. www.biomedcentral.com/1472-6963/12/83, accessed 31 March 2014.

Hinton, D., Peou, S., Joshi, S., Nickerson, A. and Simon, N. M. (2013) 'Normal grief and complicated bereavement among traumatized Cambodian refugees: Cultural context and the central role of dreams of the dead', *Culture, Medicine and Psychiatry*, 37:3, 427–464.

Ho, A. H. Y., Leung, P. P. Y., Tse, D. M. W., Pang, S. M. C., Chochinov, H. M., Neimeyer, R. A. and Chan, C. L. W. (2013) 'Dignity amidst liminality: Healing within suffering among Chinese terminal cancer patients', *Death Studies*, 37, 953–970.

Hodge, S., Robinson, J. and Davis, P. (2007) 'Reading between the lines: The experiences of taking part in a community reading project', *Medical Humanities*, 33, 100–104.

Hogan, S. (2002) *Healing Arts* (London: Jessica Kingsley).

Holloway, I. and Freshwater, D. (2007a) 'Vulnerable story telling: Narrative research in nursing', *Journal of Research in Nursing*, 12, 703–711.

—— (2007b) *Narrative Research in Nursing* (Oxford: Blackwell).

Holmwood, J. (1995) 'Feminism and epistemology: What kind of successor science?' *Sociology*, 29, 411–428.

Horne, O. and Csipke, E. (2009) 'From feeling too little and too much, to feeling more and less? A nonparadoxical theory of the functions of self-harm', *Qualitative Health Research*, 19, 655–667.

Hornstein, G. A. (2012) *Agnes's Jacket: A Psychologist's Search for the Meanings of Madness* (Ross-on-Wye: PCCS Books).

Huskinson, L. (2010) 'Analytical psychology and spirit possession: Towards a nonpathological diagnosis of spirit possession', in B. A. Schmidt and L. Huskinson (eds) *Spirit Possession and Trance* (New York: Continuum International), pp. 71–96.

Hwang, K., Fan, H. and Hwang, S. W. (2013) 'Writing about an experience of illness in medical students', *Advances in Medical Education and Practice*, 4, 151–155.

Ignatieff, M. (1994) *Scar Tissue* (London: Vintage).

Institute of Mental Health (2014) 'Art at the Institute', www.institutemh.org.uk/x-about-us-x/art-at-the-institute, accessed 29 March 2014.

Jameson, F. (1991) *Postmodernism or, The Cultural Logic of Late Capitalism* (London: Verso).

Jamison, C. and Scogin, F. (1995) 'The outcome of cognitive bibliotherapy with depressed adults', *Journal of Consulting and Clinical Psychology*, 63:4, 644–650.

Jones, J. M. (2000) '"The falling sickness" in literature', *Southern Medical Journal*, 93:12, 1169–1172.

Jones, T., Wear, D., Friedman, L. D. and Vonnegut, M. (eds) (2014) *Health Humanities Reader* (New Jersey: Rutgers University Press).

Joshi, M. V. (2008) 'Medical Humanities Collection Development: Policy Guidelines for Indian Hospital Libraries, World Library and Information Congress: 74th IFLA General Congress and Council', www.ifla.org/IV/ifla74/papers/124-Joshi-en.pdf, accessed 27 March 2014.

Jutel, A. (2008) 'Beyond evidence-based nursing: Tools for practice', *Journal of Nursing Management*, 16:4, 417–421.

Kaiser, K. (2008) 'The meaning of the survivor identity for women with breast cancer', *Social Science and Medicine*, 67, 79–87.

Karkabi, K. and Castel, O. C. (2013) 'Arts in medical education', *Journal of Applied Arts & Health*, 4:3, 355–362.

Kassing, G. (2007) *History of Dance: An Interactive Arts Approach* (rev. ed. Champaign, IL: Human Kinetics).

Kaysen, S. (1993) *Girl, Interrupted* (New York: Random House).

Keitel, E. (1989) *Reading Psychosis: Readers, Texts and Psychoanalysis* (Oxford: Basil Blackwell).

Kempler, N. (2003) 'Finding our voice through poetry and psychotherapy', *Journal of Poetry Therapy*, 16:4, 217–220.

Kersten, P., Ellis-Hill, C., McPherson, K. M. and Harrington, R. (2010) 'Beyond the RCT: Understanding the relationship between interventions, individuals and outcome – the example of neurological rehabilitation', *Disability and Rehabilitation*, 32:12, 1028–1034.

Kettlewell, C. (1999) *Skin Game* (New York: St Martin's Press).

Kiessling, C., Muller, T., Becker-Witt, C., Begenau, J., Prinz, V. and Schleiermacher, S. (2003) 'A Medical Humanities Special Study Module on Principles of Medical Theory and Practice at the Charité, Humboldt University, Berlin, Germany', *Academic Medicine*, 78:10, 1031–1035.

Kinghorn, W. A. (2011) 'Whose disorder?: A constructive MacIntyrean critique of psychiatric nosology', *Journal of Medicine and Philosophy*, 36, 187–205.

Kleinman, A. (1988a) *Rethinking Psychiatry: From Cultural Category to Personal Experience* (New York: Free Press).

—— (1988b) *The Illness Narratives: Suffering, Healing and the Human Condition* (New York: Basic Books).

—— (1998) *The Illness Narratives: Suffering, Healing and the Human Condition* (New York: Basic Books).

Kleinman, A., Eisenberg, L. and Good, B. (1978) 'Culture, illness, and care: Clinical lessons from anthropologic and cross-cultural research', *Annals of Internal Medicine*, 88, 251–258.

Koss-Chioino, J. D. (2006) 'Spiritual transformation, relation and radical empathy: Core components of the ritual healing process', *Transcultural Psychiatry*, 43:4, 652–670.

Krippner, S. (1997) 'Dissociation in many times and places', in S. Krippner and S. Powers (eds) *Broken Images, Broken Selves: Dissociative Narratives in Clinical Practice* (Washington, DC: Brunner-Mazel), pp. 3–40.

Kvale, S. (1996) *InterViews: An Introduction to Qualitative Research Interviewing* (Thousand Oaks, CA: Sage).

Kvangarsnes, M., Torheim, H., Hole, T. and Crawford, P. (2014) 'Nurses' perspectives on compassionate care for patients with exacerbated chronic obstructive pulmonary disease', *Journal of Allergy and Therapy*, 4:158, DOI: 10.4172/2155-6121.1000158.

Kwan, S. S. (2007) 'Clinical efficacy of ritual healing and pastoral ministry', *Pastoral Psychology*, 55:6, 741–749.

Labov, W. and Waletzky, J. (1967) 'Narrative analysis: Oral versions of personal experience', in J. Helm (ed.) *Essays on the Verbal and Visual Arts* (Seattle: University of Washington Press), pp. 12–44.

La Cour, P. and Hvidt, N. C. (2010) 'Research on meaning-making and health in secular society: Secular, spiritual and religious existential orientations',

Social Science and Medicine, 71:7, 1292–1299.

Lambek, M. (1980) 'Spirits and spouses: Possession as a system of communication among the Malagasy speakers of Mayotte', *American Ethnologist*, 7, 318–331.

Lambert, H. and McKevitt, C. (2002) 'Anthropology in health research: From qualitative methods to multidisciplinarity', *British Medical Journal*, 325, 210–213.

Langley, D. (2006) *An Introduction to Dramatherapy* (London: Sage).

Lather, P. (1993) 'Fertile obsession: Validity after Post-structuralism', *Sociological Quarterly*, 34, 673–693.

Ledwith, M. (2007) 'On being critical: Uniting theory and practice through emancipatory action research', *Educational Action Research*, 15:4, 597–611.

Lefevre, M. (2004) 'Playing with sound: The therapeutic use of music in direct work with children', *Child and Family Social Work*, 9:4, 333–345.

Lewis, L. (2012a) *'You become a person again': Situated Resilience through Mental Health*. ACL, Research Report, March.

—— (2012b) 'The capabilities approach, adult and community learning and mental health', *Community Development Journal special issue on mental health and community development*, 47:4, 522–537.

Lewis-Fernandez, R. (1994) 'Culture and dissociation: A comparison of ataque de nervios among Puerto Ricans and possession syndrome in India', in D. Spiegel (ed.) *Dissociation: Culture, Mind and Body* (Washington, DC: American Psychiatric Press), pp. 123–167.

Liebmann, M. (2004) *Art Therapy for Groups: A Handbook of Themes and Exercises* (London: Psychology Press).

Lim, K. H., Morris, J. and Craik, C. (2007) 'Inpatients' perspectives of occupational therapy in acute mental health', *Australian Occupational Therapy Journal*, 54:1, 22–32.

Lodge, D. (2002) *Consciousness and the Novel* (London: Secker and Warburg).

Lorde, A. (1980). *The Cancer Journals* (San Francisco: Aunt Lute Books).

Louis-Courvoisier, M. (2003) 'Medical Humanities: A new undergraduate teaching program at the University of Geneva School of Medicine, Switzerland', *Academic Medicine*, 78:10, 1043–1047.

Lucock, M., Leach, C., Iveson, S., Lynch, K., Horsefield, C. and Hall, P. (2003) 'A systematic approach to practice-based evidence in a psychological therapies service', *Clinical Psychology and Psychotherapy*, 10:6, 389–399.

MacDougall, J. and Yoder, P. S. (1998) *Contaminating Theatre: Intersections of Theatre, Therapy, and Public Health* (Evanston, IL: Northwestern University Press).

MacNaughton, J. (2007) 'Art in hospital spaces', *International Journal of Cultural Policy*, 13:1, 85–101.

Madill, A., Jordan, A. and Shirley, C. (2000) 'Objectivity and reliability in qualitative analysis: Realist, contextualist and radical constructionist epistemologies', *British Journal of Psychology*, 91:1, 1–20.

Malchiodi, C. A. (2006) *Expressive Therapies* (New York: Guilford Press).

Malinowski, B. (1997) 'Ritual', in T. Barfield (ed.) *The Dictionary of Anthropology* (Oxford, England: Blackwell Publishing), pp. 410–411.

Malloch, S. and Trevarthan, C. (2010) *Communicative Musicality: Exploring the Basis of Human Companionship* (Oxford: Oxford University Press).

Margison, F., McGrath, G., Barkham, M., Mellor, J., Audin, K., Connoll, J.

and Evans, C. (2000) 'Measurement and psychotherapy: Evidence-based practice and practice-based evidence', *The British Journal of Psychiatry*, 177, 123–130.

Marroquín, S. (2012) *The materiality of impermanence* [choreographed dance], www. austin360.com/news/entertainment/arts-theater/dancer-uses-illness-as-creative-muse-2/nRk7r/, accessed 23 March 2014.

Marshall, R. J. (2005) 'Knowledge is a call to action', *Medical Education*, 39, 978–979.

Martinsen, K. (2006) *Care and Vulnerability* (Oslo: Akribe).

Maslow, A. (1954) *Motivation and Personality* (New York: Harper).

Matarasso, F. (2012) *Winter Fires: Art and Agency in Old Age* (London: The Baring Foundation).

Mattelaer, J. J. and Jilek, W. (2007) 'Koro? The psychological disappearance of the penis', *The Journal of Sexual Medicine*, 4:5, 1509–1515.

Mazza, N. (2003) *Poetry Therapy: Theory and Practice* (London: Routledge).

McCarthy, M. and Handford, M. (2004) '"Invisible to us": A preliminary corpus-based study of spoken business English', in U. Connor and T. Upton (eds) *Discourse in the Professions: Perspectives from Corpus Linguistics* (Amsterdam: John Benjamins).

McDonald, L. (ed.) (2004) *Florence Nightingale on Public Health Care: The Collected Works of Florence Nightingale, Vol. 6* (Waterloo, Ontario: Wilfred Laurier University Press).

McElroy, A. and Townsend, P. K. (1989) *Medical Anthropology in Ecological Perspective* (2nd ed. Boulder: Westview Press).

McGrath, P. (1990) *Spider* (London: Penguin, 2002).

McKenna, P. and Haste, E. (1999) 'Clinical effectiveness of dramatherapy in the recovery from neuro-trauma', *Disability and Rehabilitation*, 21:4, 162–174.

McKie, A. and Gass, J. P. (2001) 'Understanding mental health through reading selected literature sources: An evaluation', *Nurse Education Today*, 21, 201–208.

McKie, A., Adams, V., Gass, J. P. and Macduff, C. (2008) 'Windows and mirrors: Reflections of a module team teaching the arts in nurse education', *Nurse Education in Practice*, 8, 156–164.

McLean, C. L. (2014) *Creative Arts in Humane Medicine* (Edmonton, Alberta: Brush Education Inc).

McLeod, J. (2000) *Qualitative Research in Counselling and Psychotherapy* (London: Sage).

McNiff, S. (1998) *Art-Based Research* (London: Jessica Kingsley).

—— (2008) 'Art-based research', in J. G. Knowles and A. L. Cole (eds) *Handbook of the Arts in Qualitative Research: Perspectives, Methodologies, Examples, and Issues* (Thousand Oaks, CA: Sage), pp. 29–40.

Medical Research Council (MRC) (2008) *Developing and Evaluating Complex Interventions: New Guidance* (London: Medical Research Council).

—— (2010) *Review of Mental Health Research* (London: Medical Research Council).

Melley, T. (2000) *Empire of Conspiracy: The Culture of Paranoia in Postwar America* (Ithaca and London: Cornell University Press).

Merleau-Ponty, M. (1962) *Phenomenology of Perception* (London: Routledge and

Kegan Paul).
Mienczakowski, J. (1999) 'Ethnography in the hands of participants: Tools of dramatic discovery', *Studies in Educational Ethnography*, 28, 145–161.
Milligan, M. (2012) *Mercy Killers* [play]. http://mercykillerstheplay.com/home/, accessed 24 March 2014.
Mitchell, G., Jonas-Simpson, C. and Ivonoffski, V. (2006) 'Research based theatre: The making of *I'm still here*', *Nursing Science Quarterly*, 19, 198–206.
Moss, H. and O'Neill, D. (2014) 'The aesthetic and cultural interests of patients attending an acute hospital: A phenomenological study', *Journal of Advanced Nursing*, 70:1, 121–129.
Moss, H., Donnellan, C. and O'Neill, D. (2012) 'A review of qualitative methodologies used to explore patient perceptions of arts in healthcare', *Medical Humanities*, 38:2, 106–109.
Moss, P. A. (1996) 'Enlarging the dialogue in educational measurement: Voices from interpretive research traditions', *Educational Researcher*, 25, 20–28.
Murphy, N. A. and Carbone, P. S. (2008) 'Promoting the participation of children with disabilities in sports, recreation, and physical activities', *Pediatrics*, 121, 1057–1061.
Murray, R. (2012) *The New Wave of Mutuality: Social Innovation and Public Service Reform* (London: Policy Network).
Murray, R., McKay, E., Thompson, S. and Donald, M. (2000) 'Practising reflection: A medical humanities approach to occupational therapist education', *Medical Teacher*, 22:3, 276–281.
Nancy, J-L. (2000) *Being Singular Plural* (Palo Alto, CA: Stanford University Press).
National Institute for Health and Clinical Excellence (NICE) (2004) *Clinical Guidelines for the Management of Anxiety: Management of anxiety (panic disorder, with or without agoraphobia, and generalised anxiety disorder) in adults in primary, secondary and community care* (London: National Institute for Health and Clinical Excellence).
Newman, A., Goulding, A. and Whitehead, C. (2012) 'The consumption of contemporary visual art: Identity formation in late adulthood', *Cultural Trends*, 21:1, 29–45.
Noblit, G. W. and Hare, R. D. (1988) *MetaEthnography: Synthesising Qualitative Studies* (Newbury Park, CA: Sage).
Noy, P. and Noy-Sharav, D. (2013) 'Art and emotions', *International Journal of Applied Psychoanalytic Studies*, 10:2, 100–107.
Oakley, A. (1991) 'Interviewing women: A contradiction in terms?' in H. Roberts (ed.) *Doing Feminist Research* (2nd ed. London: Routledge), pp. 30–61.
—— (1998) 'Gender, methodology and people's ways of knowing: Some problems with feminism and the paradigm debate in social science', *Sociology*, 32, 707–731.
O'Donnell, P. (2000) *Latent Destinies: Cultural Paranoia and Contemporary U. S. Narrative* (Durham and London: Duke University Press).
Ola, B. A., Morakinyo, O. and Adewuya, A. O. (2009) 'Brain fag syndrome: A myth or a reality', *African Journal of Psychiatry*, 12:2, 135–143.
Olthuis, G. and Dekkers, W. (2003) 'Medical education, palliative care and

moral attitude: Some objectives and future perspectives', *Medical Education*, 37, 928–933.

Ong, A. (1987) *Spirits of Resistance and Capitalist Discipline: Factory Women in Malaysia* (Albany: State University of New York Press).

Online Etymology Dictionary (n.d.) 'Health', http://dictionary.reference.com/browse/health, accessed 13 March 2014.

Onstage Dance Company (2012) 'Dancing about the experience of cancer', http://onstagedanceco.com/1/post/2012/12/dancing-about cancer. html, accessed 16 March 2014.

Osler, W. (1920) *The Old Humanities and the New Science* (Boston: Houghton Mifflin).

Overcash, J. A. (2004) 'Narrative research: A viable methodology for clinical nursing', *Nursing Forum*, 39:1, 15–22.

Oyebode, F. (ed.) (2009) *Mindreadings: Literature and Psychiatry* (London: Royal College of Psychiatry).

Paintings in Hospitals (2014) www.paintingsinhospitals.org.uk/evidence/background, accessed 13 March 2014.

Paley, J. and Eva, G. (2005) 'Narrative vigilance: The analysis of stories in health care', *Nursing Philosophy*, 6, 83–97.

Payne, H. (2004) 'Becoming a client, becoming a practitioner: Student narratives of a dance movement therapy group', *British Journal of Guidance and Counselling*, 32:4, 511–532.

Perry, C., Thurston, M. and Osborn, T. (2008) 'Time for me: The arts as therapy in postnatal depression', *Complementary Therapies in Clinical Practice*, 14, 38–45.

Petersen, A., Bleakley, A., Brömer, R. and Marshall, R. (2008) 'The medical humanities today: Humane health care or tool of governance?' *Journal of Medical Humanities*, 29:1, 1–4.

Pfister, M. (1977) *The Theory and Analysis of Drama* (trans. by J. Halliday. Cambridge, UK: Cambridge University Press European Studies in English Literature Series).

Phillips, P. S. (2000) 'Running a life drawing class for pre-clinical medical students', *Medical Education*, 34, 1020–1025.

Pinquart, M. and Sörensen, S. (2003) 'Differences between caregivers and non-caregivers in psychological health and physical health: A meta-analysis', *Psychology and Aging*, 18:2, 250–267.

Plath, S. (1963) *The Bell Jar* (London: Faber and Faber, 2005).

Plumb, J. H. (1964) *Crisis in the Humanities* (London: Penguin Books).

Pogoriloffsky, A. (2011) *The Music of the Temporalists* (North Charleston, SC: CreateSpace).

Polkinghorne, D. E. (1988) *Narrative Knowing and the Human Sciences* (Albany: SUNY Press).

Popper, K. (1982) 'Science: Conjectures and refutations', in P. Grim (ed.) *The Philosophy of Science and the Occult* (Albany: New York State University Press), pp. 87–93.

Priest, H., Roberts, P. and Woods, L. (2002) 'An overview of three different approaches to the interpretation of qualitative data. Part 1: Theoretical issues', *Nurse Researcher*, 10:1, 30–42.

Prince, G. (1991) *Dictionary of Narratology* (Aldershot: Scholar Press).
Proctor, S. (2004) 'Playing politics: Community Music Therapy and the therapeutic redistribution of music capital for mental health', in M. Pavlicevic and G. Ansdell (eds) *Community Music Therapy* (London: Jessica Kingsley), pp. 214–232.
Propp, V. (1968) *Morphology of the Folktale* (2nd ed., trans. by L. Scott. Austin: University of Texas Press).
Puig, A., Lee, S. M., Goodwin, L. and Sherrard, P. A. D. (2006) 'The efficacy of creative arts therapies to enhance emotional expression, spirituality, and psychological well-being of newly diagnosed Stage I and Stage II breast cancer patients: A preliminary study', *The Arts in Psychotherapy*, 33, 218–228.
Ramachandran, V. S. and Hirstein, W. (1999) 'The science of art: A neurological theory of aesthetic experience', *Journal of Consciousness Studies*, 6:6–7, 15–51.
Ramazanoglu, C. (1992) 'On feminist methodology: Male reason versus female empowerment', *Sociology*, 26, 207–212.
Ray, R. (1998) *A Certain Age* (London: Penguin).
Read, J. and Reynolds, J. (eds) (1996) *Speaking Our Minds: An Anthology of Personal Experiences of Mental Distress and Its Consequences* (Basingstoke: Macmillan Press).
Reavey, P. (ed.) (2011) *Visual Methods in Psychology* (Hove: Psychology Press).
Reeves, S., Macmillan, K. and Van Soeren, M. (2010) 'Leadership of interprofessional health and social care teams: A socio-historical analysis', *Journal of Nursing Management*, 18, 258–264.
Repper, J. and Perkins, R. (2003) *Social Inclusion and Recovery* (Oxford: Baillière Tindall).
Reynolds, F. (2010) 'Colour and communion: Exploring the influences of visual art-making as a leisure activity on older women's subjective well-being', *Journal of Ageing Studies*, 24, 135–143.
Rich, J. A. and Grey, C. M. (2003) 'Qualitative research on trauma surgery: Getting beyond the numbers', *World Journal of Surgery*, 27, 957–961.
Richardson, B. (1997) *Unlikely Stories: Causality and the Nature of Modern Narrative* (Newark, DE: University of Delaware Press).
Rieger, B. (ed.) (1994) *Dionysus in Literature: Essays on Literary Madness* (Bowling Green, OH: Bowling Green State University Popular Press).
Riessman, C. K. (1993) *Narrative Analysis* (Thousand Oaks, CA: Sage).
—— (2002) 'Analysis of personal narratives', in J. F. Gubrium and J. A. Holstein (eds) *Handbook of Interview Research: Context and Method* (Thousand Oaks, CA: Sage), pp. 695–710.
Rietveld, T., Van Hout, R. and Ernestus, M. (2004) 'Pitfalls in corpus research', *Computers and the Humanities*, 38, 343–362.
Rimmon-Kenan, S. (2002) *Narrative Fiction* (2nd ed. London: Routledge).
Robbins, C. (2005) *A Journey into Creative Music Therapy* (University Park, IL: Barcelona Publishers).
Roberts, S., Camic, P. M. and Springham, N. (2011) 'New roles for art galleries: Art-viewing as a community intervention for family carers of people with mental health problems', *Arts and Health: An International Journal for Research, Policy and Practice*, 3:2, 146–159.
Rogers, A. and Pilgrim, D. (2003) *Mental Health and Inequality* (Basingstoke:

Palgrave Macmillan).
Rolfe, A., Mienczakowski, J. and Morgan, S. (1995) 'A dramatic experience in mental health nursing education', *Nurse Education Today*, 15:3, 224–227.
Ross, C. (2012) *Words for Wellbeing* (Cumbria: Cumbria Partnership NHS Trust).
Ross, C. A., Schroder, E. and Ness, L. (2013) 'Dissociation and symptoms of culture-bound syndromes in North America: A preliminary study', *Journal of Trauma and Dissociation*, 14, 224–235.
Ross, M. (1994) 'Maggy Ross', in L. Pembroke (ed.) *Self-Harm: Perspectives from Personal Experience* (London: Survivors Speak Out).
Rossiter, K., Kontos, P., Colantonio, A., Gilbert, J., Gray, J. and Keightley, M. (2008) 'Staging data: Theatre as a tool for analysis and knowledge transfer in health research', *Social Science and Medicine*, 66:1, 130–146.
Rothschild, B. and Rand, M. (2006) *Help for the Helper: The Psychophysiology of Compassion Fatigue and Vicarious Trauma* (New York: W. W. Norton).
Rubin, J. (2005) *Artful Therapy* (Hoboken, NJ: John Wiley and Sons).
Rudow, B. (1999) 'Stress and burnout in the teaching profession: European studies, issues, and research perspectives', in R. Vandenberghe and A. M. Huberman (eds) *Understanding and Preventing Teacher Burnout: A Sourcebook of International Research and Practice* (Cambridge, UK: Cambridge University Press), pp. 38–58.
Rutledge, M. (2004) *Dance as Research: The Experience of Surrender* (Unpublished doctoral dissertation, University of Alberta).
Ruud, E. (1998) *Music Therapy: Improvisation, Communication and Culture* (University Park, IL: Barcelona Publishers).
Sackett, D. L., Rosenberg, W. M. C., Muir Grey, J. A., Haynes, R. B. and Richardson, W. S. (1996) 'Evidence-based medicine: What it is and what it isn't', *British Medical Journal*, 312, 71–72.
Sacks, O. (1985) *The Man Who Mistook his Wife for a Hat* (London: Picador, 2007).
Salter, K., Hellings, C., Foley, N. and Teasell, R. (2008) 'The experience of living with stroke: A qualitative meta-synthesis', *Journal of Rehabilitative Medicine*, 40, 595–602.
Sánchez Camus, R. (2009) 'The problem of application: Aesthetics in creativity and health', *Health Care Analysis*, 17:4, 345–355.
Sandel, S. L., Judge, J. O., Landry, N., Faria, L., Ouellette, R. and Majczak, M. (2005) 'Dance and movement program improves quality-of-life measures in breast cancer survivors', *Cancer Nursing*, 28:4, 301–309.
Sandelowski, M. (1991) 'Telling stories: Narrative approaches in qualitative research', *Journal of Nursing Scholarship*, 23:3, 161–166.
Sandelowski, M., Docherty, S. and Emden, C. (1997) 'Focus on qualitative methods. Qualitative metasynthesis: Issues and techniques', *Research in Nursing and Health*, 20, 365–371.
Sarbin, T. (1986) *Narrative Psychology: The Storied Nature of Human Conduct* (New York: Praeger).
—— (1997) 'The poetics of identity', *Theory and Psychology*, 7:1, 67–82.
Sass, L. (1992) *Madness and Modernism: Insanity in the Light of Modern Art, Literature and Thought* (Cambridge, MA: Harvard University Press).
Savin-Baden, M. and Fisher, A. (2002) 'Negotiating "honesties" in the research

process', *British Journal of Occupational Therapy*, 65:4, 191–193.

Scarry, E. (1985) *The Body in Pain: The Making and Unmaking of the World* (Oxford: Oxford University Press).

Schaff, P. B., Isken, S. and Tager, R. M. (2011) 'From contemporary art to core clinical skills: Observation, interpretation, and meaning-making in a complex environment', *Academic Medicine*, 86:10, 1272–1276.

Schmid, T. (2004) 'Meanings of creativity within occupational therapy practice', *Australian Occupational Therapy Journal*, 51, 80–88.

Schutz, A. (1962) *The Problem of Social Reality: Collected Papers I* (The Hague: Martinus Nijhoff).

Schwartz, H. (1989) 'The three body problem and the end of the world', in M. Feher, R. Nadaff and N. Tazi (eds) *Fragments for a History of the Human Body: Part 2* (New York: Zone Books), pp. 411–420.

Schwarz, M. R. and Wojtczak, A. (2002) 'Global minimum essential requirements: A road towards competence-oriented medical education', *Medical Teacher*, 24, 125–129.

Seale, C. (2006) 'Gender accommodation in online cancer support groups', *Health*, 10, 345–360.

Seale, C., Boden, S., Williams, S., Lowe, P. and Steinberg, D. (2007) 'Media constructions of sleep and sleep disorders: A study of UK national newspapers', *Social Science and Medicine*, 65, 418–430.

Secker, J., Hacking, S., Spandler, H., Kent, L. and Shenton, J. (2007) *Mental Health, Social Inclusion and Arts: Developing the Evidence Base. Final Report* (Department of Health, UClan and Anglia Ruskin University).

Seligman, A. B. (2010) 'Ritual and sincerity: Certitude and the other', *Philosophy and Social Criticism*, 36:1, 9–39.

Sered, S. (1999) '"You are a number, not a human being": Israeli breast cancer patients' experiences with medical establishment', *Medical Anthropology Quarterly*, 13:2, 223–252.

Shan, H. H. (2000) 'Culture bound psychiatric disorders associated with qigong practice in China', *Hong Kong Journal of Psychiatry*, 10:3, 10–14.

Shankar, P. R. (2008) 'A need to develop medical humanities in Nepal', *Kathmandu University Medical Journal*, 6:1, 146–147.

Shaw, A. B. (2002) 'Depressive illness delayed Hamlet's revenge', *Medical Humanities*, 28, 92–96.

Shepherd, G., Boardman, J. and Slade, M. (2008) *Making Recovery a Reality* (London: (Sainsbury Centre for Mental Health).

Showalter, E. (1987) *The Female Malady: Women, Madness and English Culture 1830–1980* (London: Virago).

Sinding, C. (2014) 'Metaphors in a patient's narrative: Picturing good care', *Ethics and Social Welfare*, 8:1, 57–74.

Skyman, E., Sjostrom, H. T. and Hellstrom, E. (2010) 'Patients' experiences of being infected with MRSA at a hospital and subsequently source isolated', *Scandinavian Journal of Caring Sciences*, 24:1, 101–107.

Slade, D., Thomas-Connor, I. and Tsao, T. M. (2008) 'When nursing meets English: Using a pathography to develop nursing student's culturally competent selves', *Nursing Education Perspectives*, 29:3, 151–155.

Small, C. (1998) *Musicking: The Meanings of Performing and Listening*

(Middletown, CT: Wesleyan University Press).

Smeijsters, H. and Gorry, C. (2006) 'The treatment of aggression using arts therapies in forensic psychiatry: Results of a qualitative inquiry', *The Arts in Psychotherapy*, 33, 37–58.

Smith, B. H. (1981) 'Narrative versions, narrative theories', in W. J. T. Mitchell (ed.) *On Narrative* (Chicago, IL: University of Chicago Press), pp. 209–232.

Smith, J. E. (1969) 'Time, times, and the "right time": *Chronos* and *kairos*', *The Monist*, 53, 1–13.

Snowden, R., Thompson, P. and Troscianko, T. (2006) *Basic Vision: An Introduction to Visual Perception* (Oxford: Oxford University Press).

Sommer, C. A., Kholomeydek, N., Meacham, P., Thomas, Z., Bryant, M. L. and Derrick, E. C. (2012) 'The supervisee with a thousand faces: Using stories to enhance supervision', *Journal of Poetry Therapy*, 25:3, 151–163.

Soundy, A., Smith, B., Cressy, F. and Webb, L. (2010) 'The experience of spinal cord injury: Using Frank's narrative types to enhance physiotherapy undergraduates' understanding', *Physiotherapy*, 96, 52–58.

Spandler, H., Secker, J., Kent, L., Hacking, S. and Shenton, J. (2007) 'Catching life: The contribution of arts initiatives to "recovery" approaches in mental health', *Journal of Psychiatric and Mental Health Nursing*, 14:8, 791–799.

Speedy, J. (2000) 'Consulting with gargoyles: Applying narrative ideas and practices in counselling supervision', *European Journal of Psychotherapy, Counselling, and Health*, 3, 419–431.

Stanley, L. and Wise, S. (1983) *Breaking Out: Feminist Consciousness and Feminist Research* (London: Routledge).

Staricoff, R. (2004) *A Study of the Effects of Visual and Performing Arts in Healthcare for Chelsea and Westminster Hospital*. www.publicartonline.org.uk/resources/research/documents/ChelseaAndWestminsterResearchproject.pdf, accessed 30 March 2014.

Stempsey, W. E. (1999) 'The quarantine of philosophy in medical education: Why teaching the humanities may not produce humane physicians', *Medicine, Health Care and Philosophy*, 2, 3–9.

Stetler, R. (2010) 'Experience-based, body-anchored qualitative research interviewing', *Qualitative Health Research*, 20:6, 859–867.

Stickley, T. and Duncan, K. (2010) 'Learning about community arts', in V. Tischler (ed.) *Mental Health Psychiatry and the Arts* (London: Radcliffe Publishing), pp. 101–110.

Stige, B. (2002) *Culture-Centered Music Therapy* (University Park, IL: Barcelona Publishers).

—— (2012) 'Health musicking: A perspective on music and health as action and performance', in R. MacDonald, G. Kreutz and L. Mitchell (eds) *Music, Health, and Wellbeing* (Oxford: Oxford University Press), pp. 183–195.

Stoudt, B. G., Fox, M. and Fine, M. (2012) 'Contesting privilege with critical participatory action research', *Journal of Social Issues*, 68:1, 178–193.

Street, G., James, R. and Cutt, H. (2007) 'The relationship between organised physical recreation and mental health', *Health Promotion Journal of Australia*, 18, 236–239.

Stronach, I. and MacLure, M. (1997) *Educational Research Undone: The*

Postmodern Embrace (Buckingham: Open University Press).

Styron, W. (1990) *Darkness Visible: A Memoir of Madness* (London: Vintage Books, 2004).

Suryani, L. K. and Jensen, G. D. (1993) *Trance and Possession in Bali* (Oxford: Oxford University Press).

Suzuki, L. and Calzo, J. (2004) 'The search for peer advice in cyberspace: An examination of online teen bulletin boards about health and sexuality', *Applied Developmental Psychology*, 25, 685–698.

Swanson, G. E. (1992) 'Doing things together: Some basic forms of agency and structure in collective action and some explanations', *Social Psychology Quarterly*, 55:2, 94–117.

Swartz, L. (2011) 'Dissociation and spirit possession in non-Western countries', in V. Sinason (ed.) *Attachment, Trauma and Multiplicity: Working with Dissociative Identity Disorder* (London: Routledge), pp. 63–71.

Tarzi, P., Kennedy, P., Stone, S. and Evans, M . (2001) 'Methicillin-resistant *Staphylococcus aureus*: Psychological impact of hospitalization and isolation in an older adult population', *Journal of Hospital Infection*, 49, 250–254.

Tatar, M. (1999) *The Classic Fairy Tales* (New York: W. W. Norton).

Taussig, M. (1977) 'The genesis of capitalism amongst a South American peasantry: Devil's labour and the baptism of money', *Comparative Studies in Society and History*, 19:2, 130–155.

Tegner, I., Fox, J., Philipp, R. and Thorne, P. (2009) 'Evaluating the use of poetry to improve well-being and emotional resilience in cancer patients', *Journal of Poetry Therapy*, 22:3, 121–131.

Tew, J. (2012) 'Recovery capital: What enables a sustainable recovery from mental health difficulties?' *European Journal of Social Work*, DOI: 10.1080/13691457.2012.687713.

The National Alliance for Caregiving and AARP (2009) *Caregiving in the U. S.* (Washington, DC: National Alliance for Caregiving).

The Reading Agency (2012) 'Mood Boosting Books for Carers', http://readingagency.org.uk/adults/tips/your-mood-boosting-recommendations-for-carers.html, accessed 3 April 2014.

The Telegraph (2009) 'Reading "can help reduce stress"', *The Telegraph*, 30 March 2009, www.telegraph.co.uk/health/healthnews/5070874/Reading-can-help-reduce stress.html, accessed 1 December 2010.

Thompson, M. and Blair, S. E. E. (1998) 'Creative arts in occupational therapy: Ancient history or contemporary practise?' *Occupational Therapy International*, 5:1, 48–64.

Tischler, V. (in press) *Silenced:* the impact of mental health themed artwork in a workplace setting. *Journal of Applied Arts and Health.*

Tischler, V. (ed.) (2010) *Mental Health, Psychiatry and The Arts: A Teaching Handbook* (Oxon: Radcliffe Publishing).

Tischler, V., Pratten, M. and Ben-Zenou, H. (2010) 'Seeing within: Art and the study of anatomy', in G. Baker (ed.) *Teaching for Integrative Learning: Innovations in University Practice, Vol. 4* (Nottingham: Centre for Integrative Learning), pp. 143–151. www.heacademy.ac.uk/assets/documents/employability/CIL_Case_Studies_volume_4.pdf, accessed 30 March 2014.

Tischler, V., Chopra, A., Nixon, N. and McCormack, L. (2011) 'Loss and tomorrow's doctors: How the humanities can contribute to personal and professional development', *International Journal of Person-Centered Medicine*, 1:3, 547–552.

Tjørnhøj-Thomsen, T. and Hansen, H. P. (2013) 'The ritualization of rehabilitation', *Medical Anthropology*, 32, 266–285.

Tortora, S. (2009) 'Dance/movement psychotherapy in early childhood treatment', in S. Chaiklin and H. Wengrower (eds) *The Art and Science of Dance/Movement Therapy: Life is Dance* (New York: Routledge), pp. 159–180.

Toulmin, S. (1978) 'The Mozart of psychology', *The New York Review of Books*, 28 September, 25:14, 51–57.

Trousseau, A. (1869) *Lectures on Clinical Medicine, Introduction, Vol. 2* (London: The New Sydenham Society).

Turner, V. (1969) *The Ritual Process* (Chicago, IL: Aldine).

—— (1974) *Drama, Fields and Metaphors: Symbolic Action in Human Society* (Ithaca, NY and London: Cornell University Press).

Upshur, R. E. G., Vandenkerkhof, E. G. and Goel, V. (2001) 'Meaning and measurement: An inclusive model of evidence in health care', *Journal of Evaluation in Clinical Practice*, 7, 91–96.

US Department of Health and Human Services (2008) 'The Registered Nurse Population: Findings from the 2004 national samples survey of registered nurses', http://bhpr.hrsa.gov/healthworkforce/rnsurvey04/, accessed 7 February 2009.

van Gennep, A. (1960) [1909] *The Rites of Passage* (Chicago, IL: Chicago University Press).

Vandell, D. L., Pierce, K. M. and Dadisman, K. (2005) 'Out-of-school settings as a developmental context for children and youth', *Advances in Child Development and Behavior*, 33, 43–77.

Vega, S. (1987) *Luka* [original song].

Venkataramaiah, V., Mallikarjunaiah, M., Chandra, C. R., Rao, C. K. and Reddy, G. N. (1981) 'Possession syndrome: An epidemiological study in West Karnataka', *Indian Journal of Psychiatry*, 23, 213–218.

Venkatasalu, M. E., Seymour, J. E. and Arthur, A. (2014) 'Dying at home: A qualitative study of the perspectives of older South Asians living in the United Kingdom', *Palliative Medicine*, 28:3, 264–272.

Visholm, T. (2010) *It's Impossible to Worry and Be Creative at the Same Time* (Unpublished BMedSci dissertation, University of Nottingham).

Vygotsky, L. S. (1978) *Mind in Society: The Development of the Higher Psychological Processes* (Cambridge, MA: Harvard University Press).

Wallace, A. (1966) *Religion: An Anthropological View* (New York: Random House).

Wallace, S. (2008) 'Governing humanity', *Journal of Medical Humanities*, 29:1, 27–32.

Warner, D. and Spandler, H. (2012) 'New strategies for practice-based evidence: A focus on self-harm', *Qualitative Research in Psychology*, 9, 13–26.

Wartofsky, M. (1983) 'The child's construction of the world and the world's construction of the child: From historical epistemology to historical psychology', in F. S. Kessel and A. W. Sigel (eds) *The Child and Other Cultural Inventions* (New York: Praeger), pp. 188–215.

Weber, A. M. and Haen, C. (2005) *Clinical Applications of Drama Therapy in Child and Adolescent Treatment* (London: Routledge).

White, M. and Robson, M. (2011) 'Finding sustainability: University–community collaborations focused on arts in health', *Gateways: International Journal of Community Research and Engagement*, 4, 48–64.

Whitehead, A. (2014) 'The medical humanities: A literary perspective', in V. Bates, A. Bleakley and S. Goodman (eds) *Medicine, Health and The Arts: Approaches to Medical Humanities* (Oxon: Routledge), pp. 107–127.

Whooley, O. (2010) 'Diagnostic ambivalence: Psychiatric workarounds and the Diagnostic and Statistical Manual of Mental Disorders', *Sociology of Health and Illness*, 32:3, 452–469.

Widder, J. (2004) 'The origins of medical evidence: Communication and experimentation', *Medicine, Health Care and Philosophy*, 7, 99–104.

Wijesinghe, C. P., Dissanayake, S. A. W. and Mendis, N. (1976) 'Possession trance in a semi-urban community in Sri Lanka', *Australian and New Zealand Journal of Psychiatry*, 11, 93–100.

Wilcox, D. (1994) *Chet Baker's Unsung Swan Song* [original song], in D. Wilcox (1999) *The David Wilcox Song Book* (Milwaukee, WI: Hal Leonard).

Williams, C. (2001) 'Use of written cognitive-behavioural therapy self-help materials to treat depression', *Advances in Psychiatric Treatment*, 7, 233–240.

Willow Breast Cancer Support Canada (2010) *Managing Your Cancer Care: A Self Advocacy Guide for Breast Cancer Patients* (Toronto, ON: Willow Breast Cancer Support Canada).

Wittchen, H. U., Jacobi, F., Rehm, J., Gustavsson, A., Svensson, M., Jönsson, B., et al. (2011) 'The size and burden of mental disorders and other disorders of the brain in Europe 2010', *European Neuropsychopharmacology*, 21:9, 655–679.

Wittgenstein, L. (1953) *Philosophical Investigations* (trans. by G. E. M. Anscombe. Oxford: Blackwell).

Wood, M., Ferlie, E. and Fitzgerald, L. (1998) 'Achieving clinical behaviour change: A case of becoming indeterminate', *Social Science and Medicine*, 47, 1729–1738.

Woods, A. (2011) *The Sublime Object of Psychiatry: Schizophrenia in Clinical and Cultural Theory* (Oxford: Oxford University Press).

Woolliscroft, J. O. and Phillips, R. (2003) 'Medicine as a performing art: A worthy metaphor', *Medical Education*, 37, 934–939.

World Health Organization (WHO) (2005) *Mental Health: Facing the Challenges, Building Solutions* (Copenhagen: World Health Organization, Europe).

Wurtzel, E. (1994) *Prozac Nation: Young and Depressed in America – A Memoir* (London: Quartet Books).

Yalom, I. (1989) *Love's Executioner and Other Tales of Psychotherapy* (London: Penguin).

Zeki, S. (2000) *Inner Vision* (Oxford: Oxford University Press).

Zipes, J. (2006) *Why Fairy Tales Stick: The Evolution and Relevance of a Genre* (New York: Routledge).

Zuckerkandl, V. (1956) *Sound and Symbol* (New York: Bollingen).